ニシムラメソッド

― 咬合圧平面法を用いた総義歯作製

西村政仁 ● 編著
（埼玉県開業）

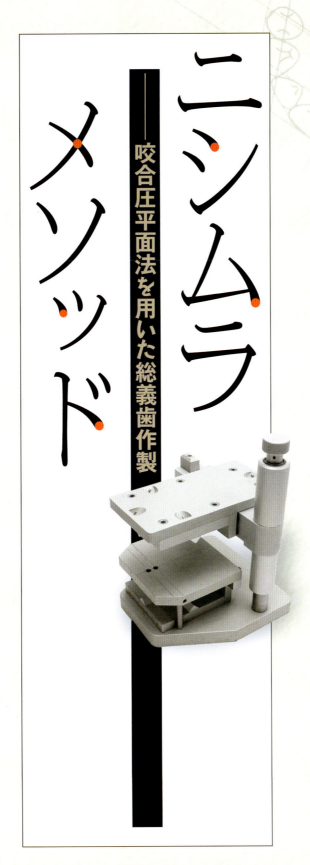

デンタルダイヤモンド社

はじめに

　最近、歯学雑誌や歯科関連の学会などで「咬合（咬み合わせ）」という言葉を耳にすることが少なくなっていると感じます。「咬合」を冠する学会の演題も幅広い分野の内容のものが増え、聴講者の期待に応えられていないためか、参加者も減少しつつあるように感じます。
　しかし、歯科医学の全体像である咬合治療は、歯科医師と患者さんにとって「咬める」というメリットをもたらします。さらに、今後ますます増える高齢者に対する咬合治療は大きな意義があり、治療結果がもたらす医院収入は医院経営上たいへん重要なことです。

　咬合に関する論議には、上下顎の咀嚼運動論と、咀嚼を能率よく運動させる構造機構の咬合平面論があります。前者は、これまで多くの学識者によって解明されてきましたが、後者にはまだまだ多くの課題が残っています。
　また、現在の歯科医学の基礎はヨーロッパ、アメリカにあり、教育もそれに従っています。それ自体を否定するものではありませんが、私たちが実際に毎日治療をしているのは日本人です。
　今後は、日本を含めた東南アジア民族の歯科医学として、いま一度、歯の形態から顔面下部の三次元的構造までの研究がよりいっそう進むことを期待しています。

　これからの歯科医療を担っていく若い先生方のために、老輩が少しでも役に立ちたいという想いから、49年の臨床と研究を書籍にしたのは9年前のことです。咬合の設定を従来のように感覚や経験で行うのではなく、セファロ画像をPCソフトを用いて分析することにより、可視化できるデータに変換し、それに基づいて患者さんの個有咬合平面を設定することについて執筆しました。
　今回、新たに筆をとる決意をしたのは、そのノウハウを確実に実践していただけるようにするためです。総義歯作製のステップを余すことなくお伝えするこの「実践書」が、多くの臨床家の悩みを解決し、また新たな扉を開くきっかけになることを心から願っています。
　「咬合」は歯科ばかりでなく、全身のバランスを保つために正しく維持されなければならないもの、いわば「医療の原点」であると考えます。

2015年9月
西村政仁

Contents

はじめに ……………… 3

Chapter 1　なぜ咬合平面なのか ～歴史と研究～ ……………… 6

埼玉県開業・西村政仁

- 高くなるハードル ……………… 6
- 難症例 K 氏 ……………… 6
- ピーター・カンペールと顔面角 ……………… 8
- Prof.Dr.Gysi とカンペール平面 ……………… 9
- H.I.P 咬合平面の出現 ……………… 10
- 新咬合平面の考察 ……………… 12

Chapter 2　導き出されたのは個有咬合平面 ……………… 14

埼玉県開業・西村政仁

- ハミュラーノッチが個有咬合形態を形成 ……………… 14
- 義歯の難易度がわかる３つの咬合形態 ……………… 15
  - ①平行型（標準型）……………… 16
  - ②前方狭窄型（上顎前歯部吸収型）……………… 16
  - ③前方拡大型（上顎臼歯部吸収型）……………… 17

Chapter 3　咬合圧平面をより理解するために ……………… 18

東京都開業・鵜殿りえ

- 義歯作製は家を建てるようなもの ……………… 18
- どのように総義歯を設計するのか ……………… 19
- 総義歯の最重要課題は"転覆"しないこと ……………… 20
- 転覆のない総義歯の設計図 ……………… 20
- 総義歯のドグマ ……………… 25
- 成功した総義歯は ……………… 28

Chapter 4　咬合圧平面法による総義歯の作製 ……… 30
埼玉県開業・西村政仁

- 総義歯完成までの流れ ……… 30
- ❶ 顔面と口腔の診査・診断 ……… 32
- ❷ 印象と本模型の作製 ……… 35
- ❸ 咬合床の作製 ……… 44
- ❹ セファロ撮影 ……… 46
- ❺ セファロ分析 ……… 49
- ❻ 平行模型の作製 ……… 53
- ❼ 咬合床のバイト確認 ……… 59
- ❽ 総義歯床の作製 ……… 60
- ❾ 総義歯の装着と調整 ……… 62
- ・たかが義歯されど義歯 ……… 64

Chapter 5　症 例 ……… 66

- **症例1** 顎堤の変位、吸収が大きい上下総義歯難症例 ……… 66
  埼玉県開業・西村政仁
- **症例2** 上顎総義歯、下顎局部床義歯 ……… 70
  栃木県開業・石澤隆之
- **症例3** 左下顎臼歯残存、上下顎総義歯の不適合 ……… 76
  東京都開業・鈴木房子
- **症例4** 上顎フラビーガム、下顎義歯破損 ……… 80
  東京都開業・鈴木房子
- **症例5** 前方狭窄型（上顎前歯部吸収型）で閉口量が少ない上下顎総義歯 ……… 84
  埼玉県開業・飯嶋倖央
- **症例6** 残存歯の挺出が著しく、対合歯間の接触がない部分床義歯 ……… 90
  東京都開業・鵜殿りえ

item　咬合圧平面法使用器材 ……… 96

表紙デザイン・山崎晴美

Chapter 1

なぜ咬合平面なのか
～歴史と研究～

埼玉県開業　西村政仁

高くなるハードル

　本格的な少子高齢化の時代を迎え、満足できる義歯を求めて来院される患者さんは今後ますます増えていきます。これはいままで以上に義歯へのニーズが高まるという単純なことではなく、歯科医師に求められるハードルが高くなるということです。

　丁寧に印象を行い、歯科技工士と入念な打ち合わせをして作った義歯にもかかわらず「嚙みにくい」「食べられない」と不満をもつ患者さんもいれば、一方では日常の食生活に支障なく心から満たされた生活をしている患者さんもいます。
　同じ作り方なのに今日の患者さんは嚙めず、昨日の患者さんはよく嚙める。この違いは一体、どういうことなのでしょうか？

　義歯を多く手がけられている先生ほど、このような事例を数多く経験されておられるかと思います。
　その原因は理論的なものなのか、技術的なものなのか、はたまた患者さんの側にも理由があるのではないか、何か隠された構造があるのではないか、と困惑したものでした。
　その高いハードルを越えるための決意をさせてくれたのが、難症例の患者さん（K氏）との出会いでした。
　義歯と本気で向き合い、気がつけば一生涯の研究となっていました。

難症例 K 氏

　1969年、K氏は当医院へやってきました。私が通っていた町の小学校の先輩であり、数十年ぶりの再会で、お互い懐かしみながら親しみをもって義歯の作製をはじめることができ、後にこの関係が義歯の難しさと楽しさを教えていただく機会になりました。
　精魂込めて、当時の経験をすべて注ぎK氏の義歯を丁寧に作りました。ところが、

噛めないのです。試行錯誤の末、当時学んだH.I.P平面という新しい考え方のもと、再度自信たっぷりに新しい義歯を作りました。

その4年後、なんと下顎前突になって来院されたのです。K氏はまた痛くて噛めないと言うのです。頭の中が真っ白になるという表現がありますが、このときはじめて経験しました。

なぜなら、その日まで学び、実践したことがうまくいっており、一つの答えを得たと思っていたからです。正直言って、どうしてよいのかわかりませんでした。K氏を診るたびに、他の患者さんも不満を言わないだけで本当は噛めていないのではないか、などと疑心暗鬼になっていきました。

ここで筆者の失敗を認め、何度も義歯を作りかえさせていただいたK氏の協力に心からの感謝を込めて症例を振り返ります（表❶）。

義歯を作る方法の歴史からひもとき、「噛める義歯」を一から研究する必要がありました。1980年、K氏が下顎前突で来院したその日から、義歯との運命的な戦いが始まったのです。

表❶　K氏の治療経過

- 初診　1969年　上顎 7～7 総義歯　下顎 7～421｜1245 局部床義歯を装着
- 2回　1971年　下顎 3｜36 が動揺、疼痛のため抜歯。下顎も総義歯に
- 3回　1972年　咀嚼時に下顎義歯が安定せず、痛みから来院。義歯床粘膜面を削合。結果が思わしくなく、下顎の歯槽骨の吸収不足と判断し歯槽骨整形
- 4回　1973年　上顎総義歯床への突き上げと歯槽骨整形のためか、下顎義歯が不安定。疼痛で度重なる来院。義歯調整でますます不安定になる。削合のしすぎから上下顎の新しい義歯をカンペール平面で再作製
- 5回　1975年　しばらくぶりに来院。前回の義歯が良好かと思いきや我慢をされていた。このときH.I.P平面法で作製した義歯の成績が良かったことからK氏にも自信たっぷりに説明し、再度新しい義歯を作製
- 6回　1976年　若干の咬合痛で来院。下顎総義歯を直接リベース
- 7回　1978年　咬合痛で再度来院。下顎総義歯にリベース
- 8回　1980年　下顎が前突の顔貌状態で来院。打つ手なし。義歯の作製方法について本格的に研究を開始する

ピーター・カンペールと顔面角

ピーター・カンペール（1722〜1789年・オランダ）（図❶）は生まれながらの秀才といわれていました。子供のころから非常に優れた才能に恵まれ、絵画においてもその才気は卓越していました。

16歳の少年カンペールは黒人の顔が描かれた絵を模写していた際、黒人の顔がいかに間違った描き方をされているかに気づいて驚いたといいます。カンペールはその頃からすでに、人種によって容貌の特徴が異なることに気

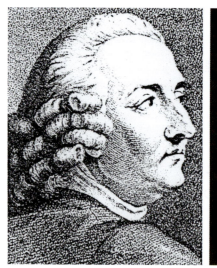
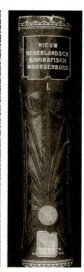

図❶　ピーター・カンペール（左）（参考文献1)より）と、「新オランダ伝記辞典」（右）（参考文献5)より）

づいていたのです。それまでの黒人の絵は、ただ黒く塗られたヨーロッパ人の顔でした。

カンペールはそれぞれの人種の顔の形を調べるために、家に保存されていたヨーロッパ人とニグロの頭蓋骨、たまたまカルムイク族（カスピ海北西部沿岸ヴォルガ川流域に住む蒙古系民族）に提供された蒙古人の頭蓋骨をテーブル上に置いて、3種族（ニグロ人、蒙古人、ヨーロッパ人）を観察しました。

その結果、前頭面から上眼瞼に向けて引いた直線と、テーブルの水平面の間になす角度には、種族によってそれぞれ特徴があることを発見したのです。

この角度を顔面角と呼び、測定図面を最初に考案したのが、カンペールでした（後に前頭面から上眼瞼は額と鼻の切線に変わります）。

「顔面角技法は、投射図法の原点として絵画技術の進歩発展ばかりでなく、その後の投射計測図法、幾何学的頭蓋計測図法などにより、19世紀の人類学研究（角度学派）の発展に大きく寄与しました。カンペールは200年後に自分の名が冠された歯科用語「カンペール平面」が有名になるとは想像もしなかったことでしょう。」（山崎　清：「人間の顔」カンペールの顔面角，読売新聞社，東京，1995．より抜粋）

ピーター・カンペールは13歳でライデン大学に入学し、若くして多才な医学者として多くの医学的な功績を残しています。のちに国会議員に選ばれ、晩年には2人の子息と共に医学研究所を設立、研究生活を送り絢爛たる生涯を終えました。

Prof.Dr.Gysi とカンペール平面

Dr.A.ギージー（1865～1957年・スイス）（図❷）は、ピーター・カンペール没後約100年経って、第一の咬合平面である歯列咬合基準平面線の理論（図❸）を立ち上げました。この理論はのちに世界に広く普及し、総義歯作製に貢献することになります。

ギージーが著した『義歯調製法』（1929年）には2つの鍵があります。
1）有歯顎とカンペール平面との平行性
2）有歯顎と臼後三角平面との平行性

この2つの理論には条件があり、「有歯顎である時の咬合歯列平面が両者の咬合平面と互いに平行であることが必須である」と書いてあります。

つまり、無歯顎になっても顎変形のない良好な口腔状態に保たれ、両者いずれかの咬合平面が平行であれば良好な総義歯の装着が期待される、というのです。

しかし、これら以外の場合、咬合平面との平行性が悪い場合には、総義歯の作製および装着はたいへん困難であるとギージーは述べています。さらにギージーは論文解説で次のように述べています。

『"Keine Regel ohne Ausnahme" 例外のない規則はない』

すなわち、ギージーはこの咬合平面の論文解説で、すべてが成功するとは限らないことを示唆しているのです。

私は、同書を読んで初めてこの言葉を知りました。大学でも、これまで受けた研修会でも、このような言葉を聞いたことはありませんでした。ギージーはたいへん正直に述べたにもかかわらず、世の中に正しく伝わらなかったのは非常に残念です。

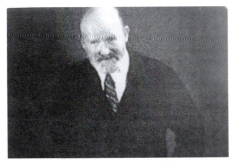

図❷　Dr.A.ギージー（参考文献[4]より）

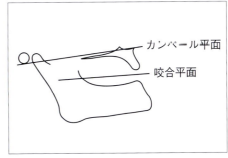

図❸　カンペール平面

H.I.P 咬合平面の出現

　第二の咬合平面の出現は1970年頃のことです。伊藤吉美先生が米国にてハーリーN.クーパーマン先生のもとで研修し、マイオドンティクス歯科医学の本領である新咬合論としてのH.I.P咬合平面論、およびR.シュワルツ先生よりオーラルオーソピデックス（口腔顎矯正学）、独特の精密咬合器（マイオドンティクス・リレーター）など、多くの斬新な理論や技法を日本に持ち帰りました。

　なかでも「H.I.P平面法」は、それまでになかった発想の咬合平面描写法でした。

　上顎模型に見られる切歯乳頭点（IPポイント）と左右の鉤切痕点（左右ハミュラーノッチ）の3点を確認し、仮想的に三角形を描きます。

　この三角面をH.I.P平面と呼び、咬合基準平面（線）の理論原点（もしくは基準）になりました（図❹❺）。

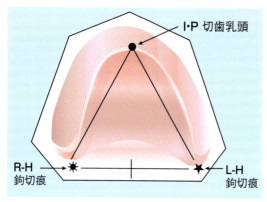

図❹　H.I.P平面を示す仮想三角形

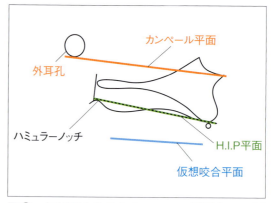

図❺　矢状面より見たカンペール平面とH.I.P平面の平行性相対関係

　オーラルオーソピデックス・アジア研究会が米国から招いた前出の講師（R.シュワルツ先生）は"H.I.P平面はカンペール平面と平行である"と言われました。またオーラルオーソピデックスでは、咬合平面は全身疾患とたいへん関係があると話されました。それを聞いた当時は、何から何まで初めてであり、たいへん混乱したものです。

　伊藤先生は日本に帰国後、IAOP（インター ナショナル・アカデミー・オブ・オーラル・オーソピデックス）を設立され、オーラルオーソピデックス理論を日本歯科界に普及するために大いに尽力され、後年（1985年）口腔内科学（学会）の名をつけられました。

　しかしその後、H.I.P平面に関わる多くの補綴症例の成果を検討したところ、この平面とカンペール平面との平行性相対率は、上記のカンペール平面法と同様に不十分だったのです。その一例として、前述のK氏の症例を示します（図❻）。

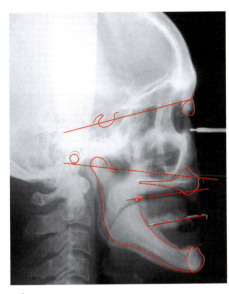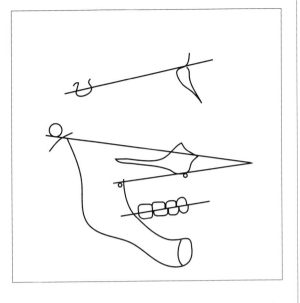

a：
H.I.P平面法で作製した総義歯装着4年後。下顎前突となって再来院したK氏のセファロ（左）とそのトレース結果（右）。平行であるはずのH.I.P平面とカンペール平面が大きく乖離し、前方に向かって交差していることがわかり、ショックを受けた

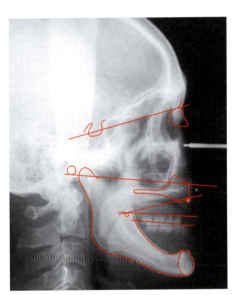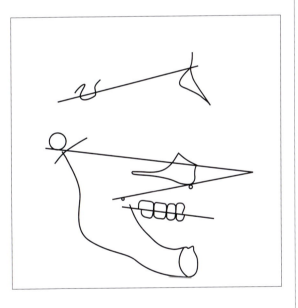

b：
セファロのフィルムトレースからヒントを得、カンペール平面とH.I.P平面との平行関係を再度検討した。カンペール平面と平行な総義歯を作製し、粘膜面のH.I.P平面上の計測点に小金属を添付し、セファロで撮影した（左）。そのトレース結果（右）から、総義歯の咬合平面とカンペール平面とがaに比べて平行に近い関係になっていることがわかる

図❻　K氏の治療経過における、H.I.P平面・カンペール平面のトレース結果

　以上のことから、従来の咬合理論に代わる新たな咬合平面基準線を模索する必要があったのです。

新咬合平面の考察

　カンペール平面法も H.I.P 平面法も、いずれも先人の歯科医師達の苦労により発見され開拓された咬合平面計測法にちがいありません。
　しかし、いずれも単一に応用されたため、その成果はすべての口腔症例において合致しておらず、成功率は最終補綴物において低いと思われました。

　K氏を目の前にする私にとって、正確な咬合平面を見つけることが臨床家として急務でした。
　そこで、再度上顎骨体を分析検討することから始めたのです。なぜなら咬合平面基準線は、必ず上顎骨体部のどこかにあると信じる気持ちがあったからです。

　多くの有歯顎、無歯顎総義歯症例の患者さんの協力のもと側頭部X線規格写真の撮影を行い、上顎骨体部付近に咬合平面基準点・線の有無を探しました。
　数十に及ぶ基準点を結ぶ直線と平行線を引き、分析結果を臨床に反映させた結果、上顎骨体にある歯槽骨境界接点のA点と後方部のPNS点間の直線が、新しい咬合平面計測基準線になることを確認したのです。
　さらに口腔内を三次元的に捉えるために、H.I.P 平面線をなす鉤切痕部（ハミュラーノッチ）の左右をセファロで明示させ、H.I.P 平面線を2直線とし、新咬合平面との距離を数値化することで、左右のズレも確認できるようになりました（図❼）。

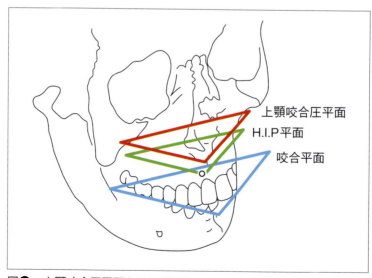

図❼　上顎咬合圧平面とH.I.P平面

この研究による大きな成果は、新基準になる咬合平面の発見と、左右差を数値化し咬合器で正確に再現できることです。

　新しく発見された新咬合平面を「咬合圧平面」と命名しました。研究と臨床は1980年から2003年の23年間に及びました。

（「咬合圧平面」商標登録第5186666号・平成20年12月）

【参考文献】
1）Talbott. J. H：A Biographical History of Medecine. New York Grune Stration, 1970.
2）山崎 清：人間の顔．二．芸術と科学の顔．2．カンペールの顔面角．読売新聞社，東京,1955：182-186.
3）西村政仁：真実の咬合平面を求めて．東京医歯薬出版社，東京, 2005：71-86.
4）Alfred Gysi：総義歯調整法．デ・トレー社,1929.（和田精密歯研株式会社日本語復刻版,1995.）
5）NIEUW NEDERLANDSCH BIOGRAFISCH WOORDENBOEK. A. W. SIJTHOFF'S UITGEVERS-MAATSCHAPPIJ, LEIDEN, 1911.

Chapter 2
導き出されたのは個有咬合平面

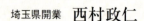
埼玉県開業　西村政仁

ハミュラーノッチが個有咬合形態を形成

　口腔内の咬合が崩れ総義歯になるのは、患者のケア習慣やライフスタイル、そして口腔内環境などにより上下顎のいずれかの歯牙が喪失することからはじまり、その重大性に気づかないままいつしか全ての歯を失ってしまうからです。

　そうならないために、私たち歯科医師が患者さんへ情報提供をし続ける努力が必要であると考えます。

　さて、ここからの話は「咬合圧平面法」によってわかった重要な内容になります。しかし、本書ではじめて出会う皆様には複雑怪奇なものに思えるかもしれません。まずは「個有咬合形態が義歯の難易度を決めている」、それだけを記憶してください。

　咬合圧平面法による総義歯の作製にあたっては、まずセファロ上に咬合圧平面線とH.I.P平面線を引きます。H.I.P平面線は、切歯乳頭点（IP）とハミュラーノッチを結ぶ線です。ハミュラーノッチは左右（以下、RHN LHN）存在するため、H.I.P平面線は2本になります。

　さらにRHNとLHNからそれぞれ咬合圧平面線に対して垂直な2つの計測線を引きます。この2つの計測線の高さが同じか、または多くの場合は異なった高さとなります（図❶）。

　咬合圧平面と左右ハミュラーノッチの高さの差からヒトにはそれぞれ異なる個有の咬合形態があるのです。

　これにより口腔内を三次元的に捉え、数値化された口腔内を確実に咬合器で再現できるようになりました。

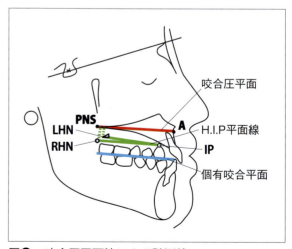

図❶　咬合圧平面法による計測線

義歯の難易度がわかる3つの咬合形態

　咬合圧平面法による数多くの分析と臨床から3つの咬合形態があることがわかりました。これは総義歯の難易度を示します。

　患者さんへの説明においても大いに役立ちます。

　具体的には咬合圧平面線に対し、左右ハミュラーノッチを平均値化したポイント（Have）とIPを結ぶ平行線が狭窄、または拡大しているかの3形態に分類されます。

　それぞれを
①平行型（標準型）
②前方狭窄型（上顎前歯部吸収型）
③前方拡大型（上顎臼歯部吸収型）
と名付けました。

（註）MIP：切歯乳頭点（IP）と個有咬合平面先端点との距離（15.0mm）

①平行型（標準型）

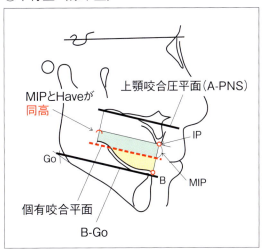

②前方狭窄型（上顎前歯部吸収型）

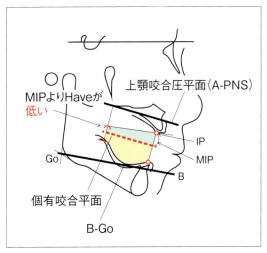

③前方拡大型（上顎臼歯部吸収型）

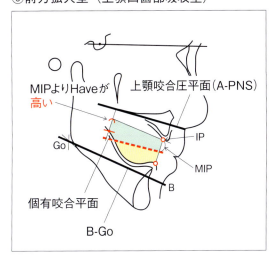

①平行型（標準型）

　上顎顎堤における、咬合圧平面とH.I.P平面が平行です。
　また切歯乳頭点とハミュラーノッチ点が個有咬合圧平面に対して同じ高さです。
　上下顎全体の顎堤骨吸収が少ないことが多く、当然咬み合せのバランスは良好で、総義歯の作製が容易な症例です。

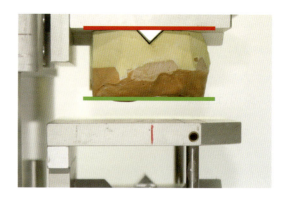

切歯乳頭－個有咬合平面（距離）＝ハミュラーノッチ－個有咬合平面（距離）

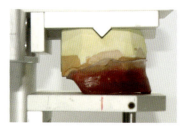 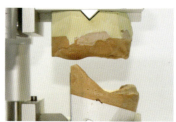 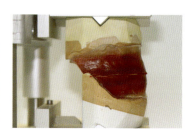

②前方狭窄型（上顎前歯部吸収型）

　上顎顎堤における、咬合圧平面に対してH.I.P平面の平行性が前方にかけて狭窄しています。
　上下顎全体の顎堤骨吸収度が高く、総義歯の作製が難しい症例です。

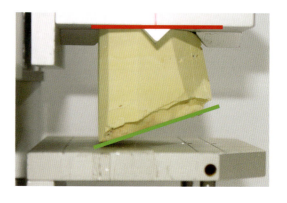

切歯乳頭－個有咬合平面（距離）＞ハミュラーノッチ－個有咬合平面（距離）

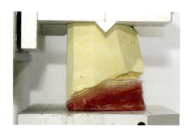 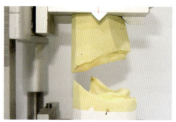 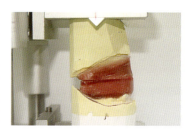

③前方拡大型（上顎臼歯部吸収型）

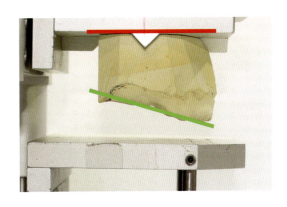

上顎顎堤における、咬合圧平面に対してH.I.P平面の平行性が前方にかけて拡大しています。

原因は上顎歯槽突起部（ハミュラーノッチを含む）の発育に関わる歯牙萌出度の成長不良とみられます。最近はこのような口腔形態が増えています。この形態はとくに難症例です。

切歯乳頭－個有咬合平面（距離）＜ハミュラーノッチ－個有咬合平面（距離）

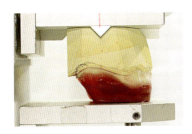
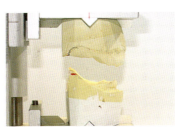
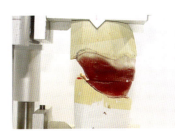

Chapter 3
咬合圧平面を より理解するために

東京都開業　鵜殿りえ

義歯作製は家を建てるようなもの

　ここでは、咬合圧平面とそれを応用した総義歯作製の基本的な考え方について、より理解しやすく解説します。
　まず、イメージしやすいように総義歯の作製を建築にたとえてみます。

```
家を建てる　＝　義歯作製
水平基準　＝　上顎咬合圧平面：A-PNS
地面　＝　上顎顎堤
家の床面　＝　義歯の咬合面（人工歯排列）
天井　＝　下顎基準：B-Go
屋根　＝　下顎骨下縁
```

◎ 家を建てる場合、床を水平に設定しなければなりません。
● 義歯を作製する場合、咬合面を咬合圧平面に平行に設定しなければなりません。

◎ 地面が水平ならば、同じ長さの柱を垂直に立てさえすれば、おのずと安定した家が建つでしょう。
● 顎堤に吸収がなく良好（？）であれば、通法に従って作製すれば、おのずと安定した義歯ができるでしょう。

◎ しかし、斜面に家を建てる場合は、床下の支柱の長さを斜面に応じて変えることによって対応しなければなりません。
● しかし、不均一に吸収している顎堤の場合は見た目に惑わされず、義歯の咬合平面（人工歯排列）を咬合圧平面に平行にして対応しなければなりません。

◎ ここで、地面が水平でないことに気がつかずに家を建ててしまうと、床が水平にならず、家具が傾いたり、ドアや引き戸の開閉に支障をきたす欠陥住宅となってしまいます。やがては家屋そのものの倒壊にもつながることになるでしょう。

● ここで、顎堤の吸収に気づかず義歯を作製してしまうと、義歯の咬合面が咬合圧平面と平行とならず、痛い・噛めない・がたつく欠陥義歯となってしまいます。やがては顎堤の吸収が加速し、義歯そのものが壊れてしまうことにもなるでしょう。

このように建築物として考えた場合、地面が必ずしも水平とは限らないという現実があります（図❶）。

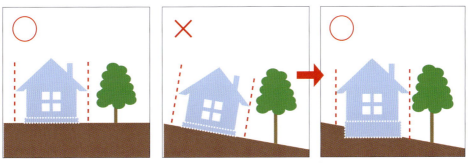

図❶　家を建てる場合、水平基準が重要であるが、地面が水平であるとは限らない

　義歯作製では、固定された上顎に対し、下顎が可動していますので家とは上下逆ですが、ご理解いただけるでしょう。咬合圧平面は上顎骨体内に想定される咬合圧を受け止める仮想面（A-PNS）です。これは建築における水平基準ともいうべきものです。

　従来の総義歯作製は模型をもとに基礎咬合床を作製し、咬合採得のうえ人工歯排列をしてきましたが、エビデンスに基づいた明確な基準はありませんでした。これでは、家を建てる際に地面が水平であるかどうか目測で判断しているようなものです。咬合圧平面法は、補綴構造を数値化・明確化することを主軸とした理論といえます。

どのように総義歯を設計するのか

　家を建てるには設計図が必要です。同様に総義歯にも設計図をもとに作製するとイメージしてみましょう。

　総義歯の補綴は天然歯の咬合を回復コピーできれば、それが最もその個体に適合するのでしょうか。確かに有歯顎の咬合状態が安定し、正常であった場合に限っては、この

考え方は正しいといえます。ですが、実際に無歯顎症例を前にして、過去の有歯顎の状態を再現することは事実上不可能ですし、これまで有歯顎症例も多数検討してきましたが、天然有歯顎の咬合に問題があるからこそ、歯周病、咬合疾患、補綴物の破損などが生じやすく、無歯顎化に拍車がかかっていることを実感しています。もちろん、自己管理や歯科医療が不適切であったり、外傷なども原因であろうことは言うまでもありませんが、手元に統計はないものの、無歯顎者は有歯顎であったころ、または部分欠損であったころ、なにがしかの咬合のディスクレパンシーがあった可能性は高いでしょう。よって、有歯顎だったころを再現すればよいという考えは捨て、個々の生体（顎骨）に最もあった咬合を再構築することを考えるべきです。

繰り返しになりますが、その基準面となるのが、咬合圧平面（A-PNS）です。

咬合圧平面は、部分床義歯やクラウン・ブリッジ、インプラントなどでも同様の疑問が成立し、同様の意味をもつのですが、ここでは総義歯に特化して論をすすめます。

総義歯の最重要課題は"転覆"しないこと

総義歯は、咀嚼・嚥下・発音といった機能を満たさなければなりません。そのためにはなによりも「痛くない」「外れない」ことが最低条件です。

では、疼痛や吸着を左右する要因とは、いったい何でしょうか。

それは上下の義歯が噛み合った瞬間の義歯の「がたつき」、つまり装着時と咬合時の上下義歯のブレの有無です。この「がたつき」をここでは「転覆」として論を進めます。

なぜ、転覆が生じるのか、この転覆を理解し解消することこそが、総義歯成功の最大のポイントです。

先に家を建てることに例えたように、水平面に垂直に柱が立てられれば家は安定します。このように上顎骨体内に仮想される咬合力を受け止める咬合圧平面（A-PNS）と義歯の咬合面が平行であれば垂直にのみ力がかかるため、義歯は装着された状態のまま動くことはなく安定しています。それに対し、咬合圧平面（A-PNS）と義歯の咬合平面が非平行である場合は垂直圧だけでなく、側方圧もかかるため義歯がずれ込んでしまいます。

これが咬合時の義歯の動き、「転覆」となるわけです。

転覆のない総義歯の設計図

総義歯をいかに成功させるかは、もちろん印象採得、咬合採得、床用素材の選択、人工歯の選択とそれに付随する上下人工歯の咬頭嵌合の形式をどのようにするか、歯肉形成等々、これまで多数の研究・報告がされてきました。これらは十分意味のあることで

すが、最も根本的で重要な要素は咬合採得です。

ただし、ここで述べる咬合採得とは、単なる咬合高径の決定ではなく、いうなれば咬合床ロウ堤を力学的に転覆の起きないように作製することです。この咬合床の設計が正しくできれば、自動的に人工歯排列に進めます。それ以外の印象採得や、人工歯の選択等は極端な話、術者各々が選択すればよいでしょう。

それでは、咬合床ロウ堤の設計＝総義歯の設計について詳細に検討し、その意味を確認していきます。

1. 矢状面

人工歯排列の基準となる咬合床ロウ堤の前後的角度の意味とは、どのようなものなのでしょうか。

咬合平面板を用いて、鼻聴道線（カンペール平面）に平行なロウ堤を設定するという通法では、いかにも不正確であることは異論がないでしょう。それよりも、臨床では無歯顎模型を単独で診査し、模型上で顎堤との平行性を無意識に追求してしまう傾向があるようです。

これでは、地面が水平のように見えるというだけで検証することなく家を建てるようなもので、実は水平面ではなかった、ということがあり得ます。

矢状面の診断でまず注目すべきは、セファロ計測で明らかになる下顎角の角度（図❷）です。平均的な日本人の下顎角は約125°といわれていますが、当然個人差があり、角度が鈍角になればなるほど、総義歯作製の難度が上がる傾向があります。そこで、まず下顎角を次の3パターンに分けます。

①下顎角が115°程度
②下顎角が125°程度
③下顎角が135°程度

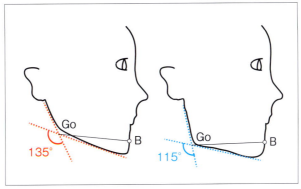

図❷　矢状面の診断で注目すべき下顎角とB-Goの角度

さらに、上顎顎堤と平行に作製した咬合床ロウ堤を咬合圧平面（A-PNS）との関係で3パターンに分け（P.16参照）、それぞれ考察します（**図❸**）。

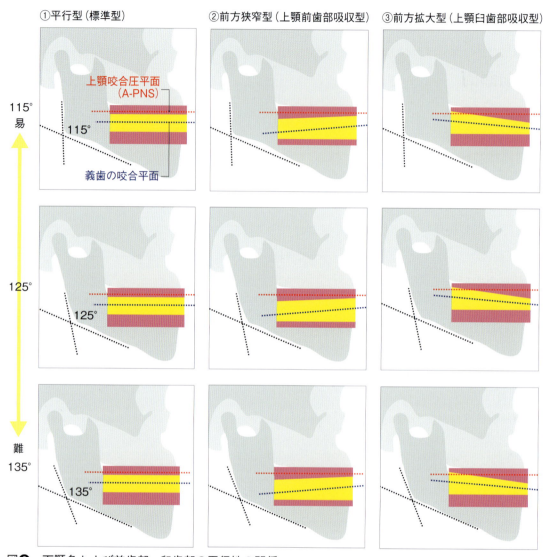

図❸　下顎角および前歯部−臼歯部の平行性の関係

①平行型（標準型）

　このままの設定で問題ありません。

②前方狭窄型（上顎前歯部吸収型）

　上顎後方を削減し低位に、下顎後方を添加し高位に修正します。

③前方拡大型（上顎臼歯部吸収型）

　上顎後方を添加し高位に、下顎後方を削減し低位に修正します。

①②③いずれも下顎角が鈍角になるほど難症例となります。これは、下顎角が鈍角になるほど上顎咬合圧平面（A-PNS）に対し、下顎基準であるB-Goを平行に設定することが困難になるからです（**図❷**）。

咬合圧平面（A-PNS）は咬合力を受け止める上顎骨体内の仮想面です。義歯の咬合平面を咬合圧平面と非平行にしてしまうと、噛み込むたびに下顎位が前後的にスライドしますので、義歯にずれる力がかかり（→義歯が当たって痛い）、辺縁封鎖が効かなく（→義歯が外れやすく）なります。咬合圧は顎堤と合わせようとせず、咬合圧平面と平行になるよう設定することが重要です。

2. 前頭面

　次に前頭面での意味を考えてみます。これは総義歯の左右バランスです。
　前歯排列にかぎってはリップライン等を参考にし、より自然で審美的に整えることで左右バランスを正しくすることもある程度期待できるでしょう。それが結果として義歯の咬合平面と咬合圧平面を平行に近づける可能性はあるでしょうが、あくまで主観でしかなく、顔貌が完全な左右対称とはかぎりませんので限界があります。まして直視しにくい臼歯部は、矢状面の考察でふれたとおり、日常臨床では顎堤に沿ったロウ堤を作製しがちなので、顎堤が運よく左右対称でないかぎり、やはり下顎が左右的にスライドします。この動きが転覆を誘発し、義歯床の顎堤へのくい込みから疼痛が発生し（→入れ歯が当たって痛い）、辺縁封鎖が効かなく（→入れ歯が外れやすく）なります（図❹）。

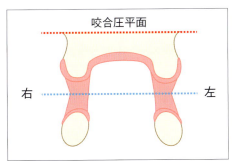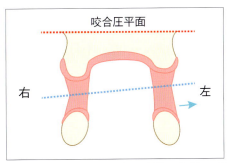

図❹　上下顎の左右が水平でないと顎位がずれていく。右図の場合、顎位は左側にずれていき、義歯が当たったり外れたりする原因となる

　通法では、この診断のためにゴシックアーチトレースを行い咬合床ロウ堤の修正をしますが、これこそ"労多くして益少なし"の実感をおもちではないでしょうか。この方法がどれほど臨床採用されているのか疑問です。余談になりますが、ここでゴシックアーチトレースの意味を確認しておくことで、咬合圧平面の理解がより深まると思われますのでふれておきます。
　上顎に描記板、下顎に描記針を付けた咬合床を装着し、下顎を前後と左右にスライドさせると矢印が描かれます。この矢印の形が左右対称になるためには、顎位の左右移動が同角度同距離になる必要があります。ロウ堤の高さが左右非対称の場合、噛み込むほ

ど下顎は上顎が低位のほうへスライドしていくので、中心の線も完全な前後でなく傾きます。

これを修正するには矢印の短い側の上顎ロウを削除し、矢印の長い側の上顎ロウを添加します。このような作業を繰り返し、矢印の左右の線が対称に、中心の線の傾きがなくなるようにロウ堤を修正することにより、結果として左右のロウ堤の高さを咬合圧平面に平行にできるわけです。このように試行錯誤して前頭面における咬合床の咬合平面と咬合圧平面の平行性を追求するのがゴシックアーチトレースの意味ですが、セファロ分析による計測をもとにロウ堤を作製すればゴシックアーチは不要となります。

3. 水平面

水平面とは人工歯排列のアーチをどのように決定するかですが、これは Chapter 4 を参照してください。

一点、下顎位の決定を左右する注意事項があります。上顎咬合圧平面に平行な上顎咬合床を正確に設計し咬合採得を行うと、これまで下顎が偏位していた場合、その位置が修正されます。このとき生ずる上下ロウ堤の段差、前後的にはオーバージェット、左右的には頬舌側のずれも修正しないと正確さが担保できません。これは舌感や頬唇粘膜にセンサーが働き、無意識のうちに上下のロウ堤がずれない位置で噛もうとしてしまうためです（図❺）。

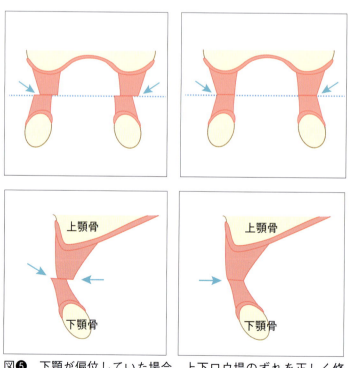

図❺ 下顎が偏位していた場合、上下ロウ堤のずれを正しく修正する必要がある

4. 咬合高径

　総義歯の咬合平面の矢状面・前頭面・水平面を正しく設定したうえで、上下顎間距離を決定します。高すぎた場合、セファロ上ではA-PNS、B-Goが前方拡大に図示されます。低すぎた場合は後方拡大に図示されます。これを上顎咬合圧平面と下顎基準であるB-Goが平行になるよう咬合床のロウ堤を修正します。

　下顎角が平均値に近い122°くらいまでですと、ほぼセファロ計測で理論的に出された数値に準じて問題はないのですが、臨床的には、これまでの補綴経過により習慣化している高径を優先したほうが、結果は良好でしょう。これは家の床面が水平であれば、屋根や天井は規格外でもさほど支障がないのと同様です。

　しかし、下顎角が平均以上に鈍角になるほど、A-PNSとB-Goを平行に設定することが不可能になっていきます。これは、天井を床と平行に作りたくても制約があってできないということです。天井と床は平行のほうが何かと機能的で落ち着きもよいでしょうが、天井に角度やカーブがあっても、これが住居として決定的な欠陥にはなりません。

　このようにセファロ分析から導かれる計測値をもとに咬合床のロウ堤を設計・作製し、口腔内で下顎位を決定することが広義の意味での咬合採得です。これにより個体ごとに最も合理的な咬合を確立できます。

総義歯のドグマ

　それでは、ここであらためて総義歯作製時に是とされているドグマを解消しておきましょう。

　「入れ歯が合わなくて痛い、外れやすい」という訴えに対して、これまでどのように対応してきたでしょうか。内面のアタリを削合し、床縁を調整し、該当部の人工歯の咬合調整などを行っても疼痛が消えないこともあります。また辺縁を筋圧形成しても、リベースしても吸着が向上しないこともあります。これは床の適合や人工歯の咬合だけが原因ではなく、義歯の咬合面と咬合圧平面の非平行によって生ずる見えない転覆が潜んでいるからです。

　これまで一般に考えられてきた対策のうち、落とし穴となりかねない例を臨床に即してあげてみます。

1. モデリングコンパウンドによる筋圧形成

　床の辺縁封鎖を高めることにより吸着を向上させることは基本的に推奨できます。しかし、いくら辺縁封鎖性を改善しても咬合時に転覆力が加われば、封鎖は解除されてしまいます。皮肉なことですが、スナップ印象程度の模型から作製した義歯でも咬合圧平面と平行な咬合面であれば十分吸着します。

2. 下顎舌側の床を顎舌骨筋線まで床を広げる

　床面積を可及的に広げ、骨のアンダーカットを利用して下顎義歯の吸着・安定を図っても、床が大きいための違和感や疲労感などのデメリットになりやすいので推奨しません。

3. 咬合形式および咬合器の選択

　総義歯は、従来フェイスボウトランスファーを行って模型を咬合器に装着し、咬合器上で作製されます。臼歯部人工歯は 20°～ 30°の傾斜が付与されていますが、この咬頭傾斜と顎運動を論理的に追及して、より安定した、いうなれば転覆の抑制を目指しているわけです。これこそ総義歯の咬合論です。
　ですが、咬合器上でどこまで生体の顎運動を再現できるでしょうか。完全な再現は全調節性咬合器でも不可能でしょう。
　従来の種々の咬合論を否定するものではありませんが、それらがどれほど汎用性をもって臨床に応用できているのでしょうか。人工歯排列による可否よりも、義歯という構造物全体が、生体の咬合力をいかに自然に無理なく受け止められるかのほうが、より根本的であると考えるべきです。
　よくなじみ、長期間使用されたレジン歯使用の総義歯の咬合面が摩耗しきってほとんど平らになっても痛みもなく、よく吸着し、機能していることがあります。咬合高径の低下やスピルウエイの消滅は否めませんが、こういった義歯は転覆が起こらないという義歯が安定する条件を満たしているといえます。それは人工歯の形態が義歯の安定にほとんど意味をもたないことの証明です。

4. 臼後三角を基準とした人工歯排列

　人工歯排列は臼後三角を基準として、下顎から排列することが一般的なようですが、咬合圧平面（A-PNS）を基準とする考え方では意味を失います。咬合の基準は上顎にあ

りますので、上顎から排列します。家も屋根から作ることはできません。まず、土台を定め、床、柱、そして天井、屋根に至るのと同様です。

結果として下顎歯列が臼後三角よりもかなり低位に、またはかなり高位に設定されることもめずらしくありません。（Chapter 5 症例❺参照）

5. 咬座印象

咬座印象採得時のワックスデンチャーの咬合平面の設定が咬合圧平面と平行に設定されている条件下では極めて有効ですが、非平行であれば印象時に転覆力がかかるので、特にフラビーティッシュの場合などかえってゆがんだ模型となり、マイナス効果になりかねません。

具体例として、上顎に顕著に現れることですが、前方狭窄型（上顎前歯部吸収型）で、咬合圧平面ではなく、顎堤と平行な人工歯排列をしてしまうと、前方の印象材が薄く後方の印象材が厚い状態で印記されます。この状態で重合すると、後方（大臼歯）がさらに高位となって完成してしまいます。試適時よりも完成時の義歯のほうがより非平行になり、咬座印象したことでいっそう吸着が低下します。これはリベース時も同様のことが起こります。

6. 義歯床内面適合調整

疼痛に対して、一般的に義歯床と顎堤・粘膜を適合させることで、解決しようとしがちですが、シリコーン適合試験材などでアタリが検出されないにもかかわらず痛む場合、該当部位を削り落としても解決しません。明らかなアタリは当然調整が必要ですが、アタリを逃がすことを狙って義歯床内面を削合すればするほど、該当部が低位になり、逆に痛みが増すことさえあります。

上顎のみ、または下顎のみ装着し、術者が圧力をかけて疼痛がなければ床は十分に適合しているので、それ以上の内面フィットチェックは無意味です。

7. 咬合調整

上顎が咬合圧平面と平行になる方向に調整することができれば極めて有効です。つまり、高くてアタリが強いために痛む場合は、該当部位人工歯を削合してよいのですが、低いための食い込みで痛む場合は、食い込みをさらに助長させ悪化することになりかねません。

つまり、咬合圧平面の診断ができていなければ、人工歯（咬合面）の調整は「賭け」ということです。

成功した総義歯は

　では、総義歯の成否はどのように判定できるでしょうか。
　経験則ですが、咬合平面が咬合圧平面（A-PNS）と完全に平行に作製された総義歯は咬合時、側方運動時の「がたつき」がありません。つまり転覆がありません。
　被術者に義歯を装着した状態で術者が義歯の一部に触れながら、
「カチカチ噛んでみてください」
「左右にギリギリ歯ぎしりしてみてください」
とリクエストしてみます。ぴったり合った義歯はまったく動きません。これは、いわば弓矢の的の中心に矢が的中した状態です。
　この時、少しでも義歯の動揺を指に感じたら義歯の咬合面設定が咬合圧平面と非平行であると判断できます。セファロ分析で咬合圧平面の計測を行っても誤差が生じることはままあるからですが、セファロ分析を行うことで中心でなくとも的には当てることはできます。的に当たりさえすれば、的の中心を探すことができるようになります。
　これは総義歯の咬合面が咬合圧平面に近づけば近づくほど、不思議なことに患者の訴えが正確になってくるからです。
　たとえば、
- 「高い」（その部位の上顎が高いことが多い）
- 「強く当たる」（その部位の上顎が実は低いことが多い。ずれ込みにより強く感じる）
- 「早く当たる」（その部位の上顎が高いことが多い。これはたいへん確度の高い情報）
- 「圧が強い」（その部位の下顎が高いことが多い）

　こういった微妙な感覚が患者自身に感じられてくるようです。微調整の末、最終的には的の中心に到達できます。
　これは患者にとっても未知の感覚で、
「義歯の噛む面積がより広く、平らで、同時に咬み合う」実感をもってもらえます。
　しかし、セファロ分析せずに難症例に取り組むと、まったく的から外れた状態になりかねません。的から外れた状態では患者にとってもどこがどう悪いのか、どこが合っていないのかまったくわからず、ただ、「痛い」「外れる」「気持ち悪い（違和感や嘔吐反射が強くて装着できない）」といった堂々巡りの調整が繰り返されることになります。これに陥ったら、再度セファロを撮影し、分析・診断をやり直したほうが早道でしょう。

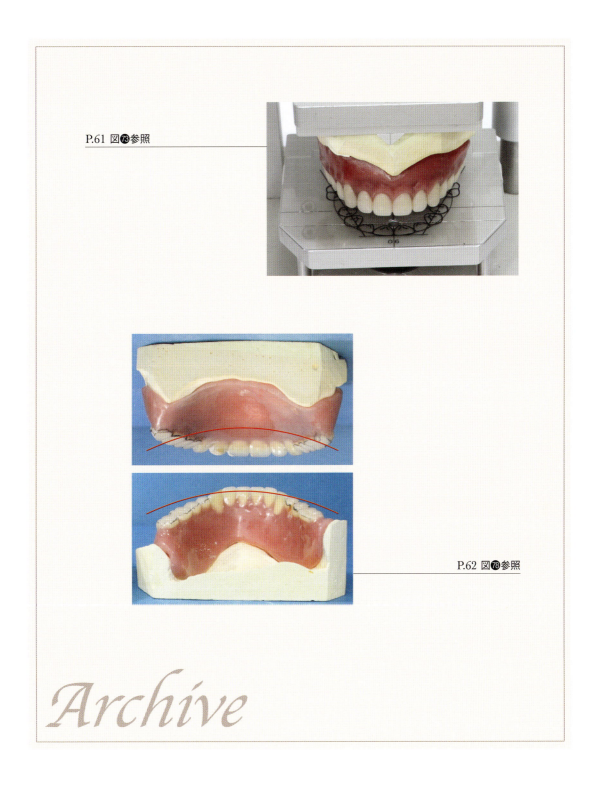

Chapter 4

咬合圧平面法による総義歯の作製

埼玉県開業　西村政仁

総義歯完成までの流れ

1 顔面と口腔の診査・診断 P.32

1. 顔面状態
2. 顔貌形態
3. 体の左右バランス
4. 閉口時上下歯槽頂間距離と吸収状態

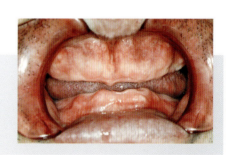

2 印象と本模型の作製 P.35

1. 印象採得前は歯科医師も不安!?
2. 本模型完成までの流れ
3. 印象採得前に知っておきたいこと
4. 一次印象とスタディーモデルの作製
5. 二次印象と本模型の作製

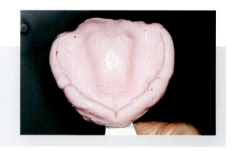

3 咬合床の作製 P.44

1. ワックスバイト咬合床（診断用咬合床）
2. セファロ撮影用ランドマークの埋入

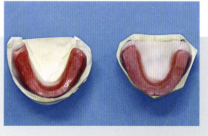

4 セファロ撮影 P.46

1. 重要な撮影前の上下咬合床ワックスバイト調整
2. 補助マーキングの貼付
3. セファロ・パノラマ撮影
4. 診断用咬合床の合着

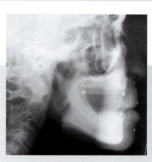

5 セファロ分析 P.49

1. 咬合圧平面法で用いる計測点と計測線
2. 咬合圧平面法の分析
3. 分析ソフトウェアについて

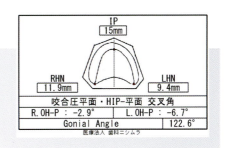

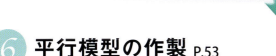

6 平行模型の作製 P.53

1. 咬合器へのマウント準備
2. 上顎模型のマウント
3. 下顎模型のマウント
4. 咬合圧平面平行模型の完成
5. 咬合床ワックスバイトの修正

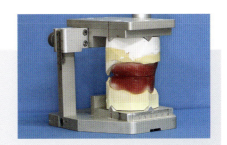

7 咬合床のバイト確認 P.59

1. バイト確認の方法
2. 修正をする場合の注意点
3. 咬合床を修正した場合は下顎の再マウント

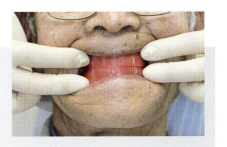

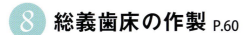

8 総義歯床の作製 P.60

1. 人工歯の排列
2. 咬合床の試適と修正

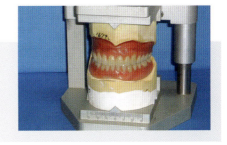

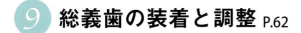

9 総義歯の装着と調整 P.62

1. 装着当日
2. 3〜5日後に人工歯を調整

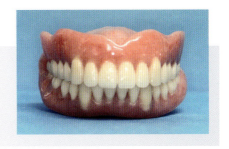

大まかな流れはつかめたでしょうか？
まずは従来の総義歯作製法と違うところを確認してください。次のページから詳しく説明していきます。

1 顔面と口腔の診査・診断

1. 顔面状態（図❶）

次のことを確認します。
①健康色であるか、表情に疲労感はないか
②高・低血圧疾患などの既往症やうつ状態の疑いはないか

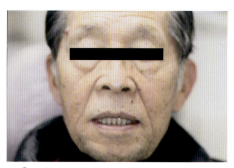

図❶　顔面の状態を観察

2. 顔貌形態

顔貌形態はおおよそ5種類に分けられています（図❷）。

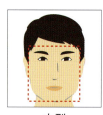 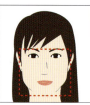 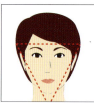 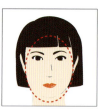 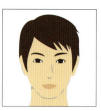

　　方型　　　　短方型　　　　尖型　　　　卵円型　　　　混合型

図❷　顔貌形態

　顔貌形態は、歯の大きさや歯列のおおよその特徴をとらえるための手がかりとなり、歯科材料の各メーカーは義歯人工歯について、顔貌形態に合わせやすいように色調、審美性、形態、大きさ、硬度などを考慮して研究・生産しています。
　総義歯作製では、メーカーの説明と患者さんの希望などを取り入れ、その患者さんの顔貌に調和した素晴らしい総義歯を作製したいものです。

3. 体の左右バランス（図❸）

　体の左右（水平）バランスと口腔内構造の傾きには密接な関係があります。患者さんが治療室に入ってくる際、次の点を観察します。

- 頭蓋傾斜　　：左または右に頭蓋が軽く傾いている。後天性（癖）がおもである。
　　　　　　　咬合圧平面、H.I.P平面各々の顎偏位による水平差が生じる。
- 体幹軸傾斜：左または右に頭蓋が傾き、同時に肩の水平線も同方向に上がる。
　　　　　　　先天性の場合もあるが、おもに後天性（癖）が多い。
　　　　　　　咬合圧平面、H.I.P平面各々の顎偏位による水平差が三次元的に傾斜し、

体幹垂直軸がずれると考えられる。

▪ 歩行状態　：頭蓋、頸部、脊柱、骨盤、仙骨、下肢の垂直軸の各部がずれている。
　　　　　　　咬合圧平面、H.I.P平面各々の三次元の顎偏位によると考えられる。

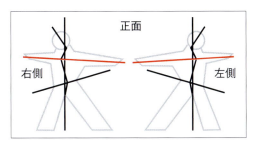

図❸　頭蓋が左に傾いていると右肩が下がり、頭蓋が右に傾いていると左肩が下がる

4. 閉口時上下歯槽頂間距離と吸収状態

1）前歯部からの診査（図❹）

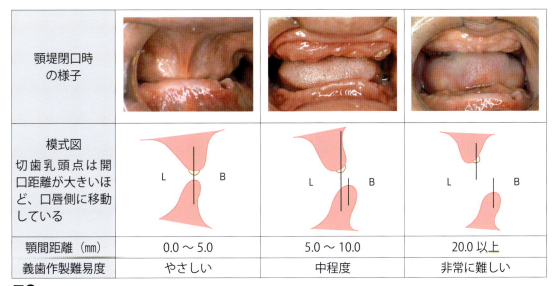

顎堤閉口時の様子			
模式図 切歯乳頭点は開口距離が大きいほど、口唇側に移動している	L　B	L　B	L　B
顎間距離（mm）	0.0〜5.0	5.0〜10.0	20.0以上
義歯作製難易度	やさしい	中程度	非常に難しい

図❹

　義歯を入れていない状態で、患者さんにご自身の限界まで咬んでもらいます。その時の上下歯槽頂間の距離を測ります。その距離が空いているほど、顎堤の骨吸収量が多いため、義歯作製の難易度が高くなります。

　まれに上下歯槽頂正中部は閉口しているが、臼歯部は大きく開いている場合があります。複合している場合の義歯作製は、難易度が高い傾向にあります（P.66症例1）。

　前歯部の閉口距離による難易度診査は、患者さんへの説明や、簡単な難易度判断に役立ちます。

咬合圧平面法による総義歯の作製　33

2）側頭面からの診査（図❺）

模式図			
上下顎の相対関係	平行	前方に向かって狭くなっている	前方に向かって広くなっている
義歯作製難易度	やさしい	難しい	非常に難しい

図❺　（中沢 勇：臨歯全書1補綴學総論と全部床義歯の実際．永末書店，京都，1953：66．より引用改変）

側面歯槽骨体の平行関係を確認します。

3）水平面からの診査（図❻）

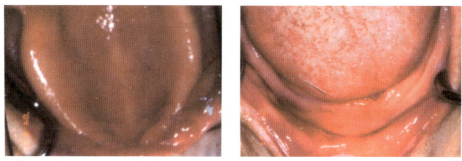

図❻　上顎顎堤の吸収度（左）、下顎顎堤の吸収度（右）

水平面顎堤吸収度を確認します。

　無歯顎における極度の顎堤吸収は、日本人ではよくあることです。極度の顎堤吸収により歯槽骨間距離が大きい（上下咬合力が非常に弱い、または噛めない）ケースにおいても、咬合圧平面法は効果を発揮します。

2 印象と本模型の作製

1. 印象採得前は歯科医師も不安!?

　よく若い先生に印象採得の心得を聞かれます。印象採得の技術上達については筆者を含む経験豊富な歯科医師の指導に負うところもありますが、結論は数多くの義歯製作の一環作業の中から修錬・会得されるのが一番であると考えます。義歯が外れる、吸着がよくない原因として印象採得が下手だといわれることがあるかもしれません。ですが、印象採得の巧劣をいったらきりがありません。しっかり吸着する義歯は、真剣に採得した印象と、咬合平面の設計プランニングです。自信をもって技術を磨いてください。

　印象採得の際、患者さんによっては「嘔吐感」や「窒息しそう」などの苦しさがあります。筆者の診療所では低周波レーザー等を応用してほぼ100%近く嘔吐反射を防ぐことができました。この苦しみのない「リラックス印象採得法」を以下に記載しましたので参考にしてください。

・リラックス印象採得法・

①印象採得前のポイント

■軽く深呼吸をする

　総義歯の患者さんは高齢の方が多く、精神的、肉体的に虚弱の方が多いので注意が必要です。印象採得時には患者さんだけでなく歯科医師も緊張しています。お互いに軽く深呼吸してリラックスしましょう。患者さんがゆったりとした気分になることで口の筋肉が柔軟になり、開口度も広がります。

■総義歯を作る時季を選ぶ

　良好な総義歯を作製しようと思ったら、体力が上昇する春・秋が最もよい季節です。高齢者の場合、体力が低下する夏の猛暑、冬の寒冷期中は疾病が出ることがあるため、患者さんの様子を観察し、お話の上、治療をすすめます。

■印象採得の時間帯に配慮する

　総義歯の印象採得の時間帯は、体の状態が一番落ち着いた午前11時頃が適時であり、口腔内粘膜の張りも最適な状態になります。

　午後4時を過ぎると高齢者の方は特に粘膜がむくみやすくなり、義歯内面の容積も大きくなります。上顎義歯の場合、吸着力が弱くなり義歯が落ちやすくなる原因になりますので、避けたほうがよいでしょう。

■ 印象採得時のチェアーの角度

なるべくチェアーに深く腰かけるように指導しましょう（図A）。上顎の印象の場合は診療台の背もたれは約100°、下顎は約115°の姿勢で行うと、術者・患者共に楽な姿勢になります。

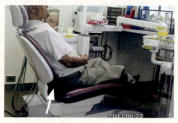
A　深く腰掛ける

②嘔吐反射防止法

■ 鍼灸の「ツボ」に刺激を与える方法

初めて印象採得を行う患者さんの場合、事前に嘔吐反射を防ぐよう東洋医学でいうところのツボである「**天突**」を利用します。人差し指を「天突」に置き、斜め下方に2秒おきに2分間程度連続して押してください（図B）。

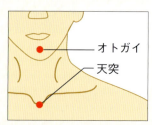
B　天突

■ 講演用指示レーザーポインター

小型のレーザーポインターが、意外と効果があることがわかりましたので使ってみてください。使用法は、「天突」と下顎正中線の「オトガイ中央ツボ」に5〜10cm離して1分間ずつ照射します（図C〜E）。

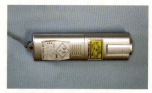
C　指示レーザーポインター

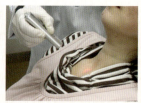
D　天突から10cm離す

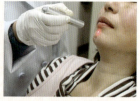
E　オトガイ中央ツボ

■ 「天突」への低周波レーザー照射

低周波レーザー（出力10〜20mW用）を「天突」と下顎正中線の「オトガイ中央部」にそれぞれ1分間ずつ照射してください。この効果は90％以上の確率で嘔吐反射に高い効果が出ます。しかし歯科用小型低周波レーザーはなくなりました（図F〜H）。

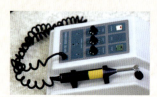
F　小型低周波レーザー

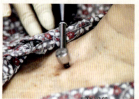
G　天突に照射

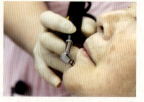
H　オトガイ中央部に照射

■ 笑気ガス吸入法

口腔内にデンタルミラーや、X線デンタルフィルムを挿入しようとするだけでも吐き気をもよおす強度の嘔吐反射を有する人がいます。このような場合は、笑気ガス吸入鼻孔チューブを装着したまま診療します。

2. 本模型完成までの流れ（図❼）

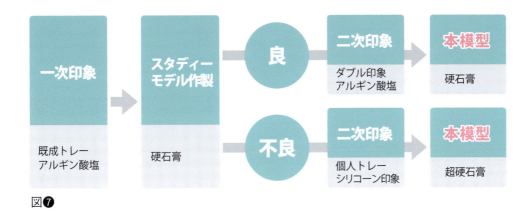

図❼

　確実な印象と本模型作製のために、ぜひとも一次印象のスタディーモデルを作製しましょう。咬合圧平面法による総義歯作製において、模型上で重要になるポイントがしっかり確認できることが、完成度を高めることに繋がります。

3. 印象採得前に知っておきたいこと

1）印象採得の範囲

　総義歯の印象は、最も難しい印象採得のひとつです。上顎では左右の鉤切痕（ハミュラーノッチ：図❽左の矢印）を囲み、下顎も臼後三角（レトロモラーパッド：図❽右の矢印）まで包括して印象採得してください。咬合圧平面法による義歯作製の場合、この2ヵ所が採れていないと印象の意味がありません。

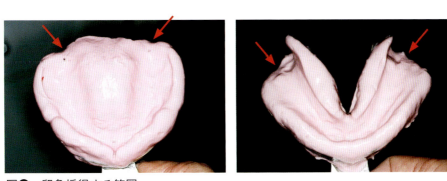

図❽　印象採得する範囲

2）トレーの試適

　口腔内の大きさに合うS/M/Lのいずれかの既成トレーを試適します。口の中に挿入して軽く左右に動かした際に余裕があり、顎堤にも接触しない大きさのトレーを選びま

す。特にアルギン酸塩で印象する場合は、顎堤とトレーとの間が2.0～3.0mm前後の隙間があることを確認してください。

3）アルギン酸塩印象材の練和法

アルギン酸塩印象材は、ラバーボールに印象材と水を入れ、小型モーターで回転して攪拌練和する方法があります。遠心力を利用した自動遠心練和器が一番よいのですが、高価なのが難点です。この器械の特徴は、アルジネート印象材を均等に練ることができ、気泡も少ないことです。アルギン酸塩印象材の水量、水温の関係を次に示します。

・アルギン酸塩印象材と水量、水温の関係・

アルギン酸塩印象材を練和する際に大切なのは、次の3点です。

①印象材の粉末量　②水量　③水温

①粉末量と②水量は、説明書のとおり粉末カップと水カップを使用すれば、標準的な練和粘度が得られます。
③水温は四季を通じて変化するため、アルジネート印象材の硬化時間に影響を与えます。また、印象材自体の質的劣化にも注意が必要です。室温が21℃以上になったら、冷蔵庫で冷やした冷水を使用します。

---

4. 一次印象とスタディモデルの作製

1）下顎スタディモデル印象採得

初めに下顎顎堤から印象を採ります。下顎の印象は嘔吐反射が少なく、患者さんにとって上顎よりも抵抗感が少ないためです。

まずトレーを挿入する前に印象材注入用シリンジにアルギン酸塩を入れ、口腔内に印象材を注入します。場所は、臼後三角、両頬側、前庭部に徐々に注入してから舌を口蓋に上げてもらい、左右顎舌骨筋線付近に注入します。

次にトレーに盛ったアルジネート印象材を歯列に被せ、バイブレーションをかけながら静かに固定し臼歯部付近を指で軽く押えます。舌を戻させてトレーを押さえ、両頬側、口唇を軽く引っ張るようにして印象材に被せ、気泡が抜けるように外からも揉みながら軽く閉口させます。

このとき、口唇付近を緊張させないように声をかけてあげましょう。

4～5分後、印象材が硬化したら静かに外しますが、外しにくい場合は粘膜と印象材の辺縁にスリーウェイシリンジのエアを吹きつけ浮かせると撤去しやすくなります。

2）上顎スタディモデル印象採得

　続けて上顎の印象を採ります。操作は下顎印象の採得法と同様に行います。なるべく大きく開口させ、まずはシリンジに入れた印象材を両ハミュラーノッチ部へ注入し、歯槽の周りにも注入します。その後ただちに上顎トレーを挿入し、軽く閉口させます。両頬側、口唇を軽く引っ張るようにして印象材に被せます。

　印象材が硬化したらトレーを外しますが、上顎の場合はとくに吸着が強いのでシリンジのエアを強くして無理をせずトレーを外しましょう。

3）スタディモデルの作製

　印象採得が終了したら、印象面の状態をよく観察しましょう。大きさ、概形、骨隆起、顎堤の左右差等の変形部をよく見ます。またトレーと顎堤がずれている場合は、なぜずれたのか、よく考えてから印象に石膏を注入します。

　石膏は材料に対する注水量を計って硬めに攪拌します（図❾）。上顎は両鉤切痕まで、下顎は両臼後三角まで石膏泥をたっぷりと盛ります（図❿）。石膏を盛ったら湿ったタオルで必ず覆ってください（図⓫）。

　数時間後、石膏を盛った模型が硬化したらトレーから丁寧に撤去します。モデルトリマーで模型の外周をトリミングしてから、模型内面の気泡を除きます。

　これで一次印象におけるスタディモデルができました。

　完成したスタディモデルをよく観察してください。良と判断したら後日の二次印象はダブル印象を行って本模型を作製します。しかし、不良と判断したらスタディモデルから個人トレーを作り、二次印象はシリコーン印象で本模型を作製します。

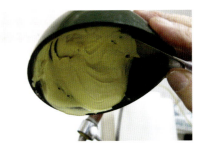
図❾　石膏はラバーボールからタレ落ちない粘度

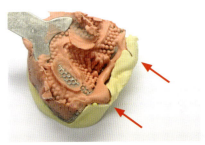
図❿　重要になる両鉤切痕まで必ず盛る

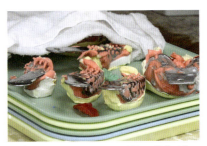
図⓫　濡れたタオルで覆い印象材の乾燥を防ぐ

5. 二次印象と本模型の作製

1）ダブルアルギン酸塩二次印象（一次印象スタディーモデルが良の場合）

①ダブルアルギン酸塩二次印象トレー作製

　まず一次印象を採得します。辺縁アンダーカット部分を切除し、粘膜面部分の数ヵ所に二次印象材の留め孔をあけて二次印象トレーを作ります。作製した印象トレーにアルギン酸塩用接着剤を塗布します（図⓬a、b）。

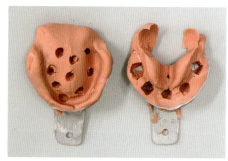

図⓬a　粘膜面部数ヵ所に二次印象材の留め孔をあけて二次印象トレーを作る

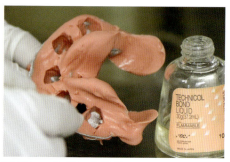

図⓬b　作製した印象トレーにアルギン酸塩用接着剤を塗布

②ダブルアルギン酸塩二次印象採得

　水量を多くした粘度の低いアルギン酸塩印象材を二次印象トレーに注入して、一次印象と同様の方法で印象採得を行います（図⓭a）。

　印象材が軟らかいので、一次印象の時の倍の時間をおいてから静かに外します。エアは使わないでください。一次印象と比べると、見ちがえるようなきれいな印象形態になっているはずです（図⓭b）。

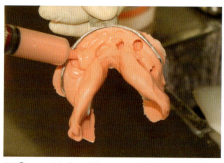

図⓭a　粘度の低いアルギン酸塩印象材を二次印象トレーに注入する

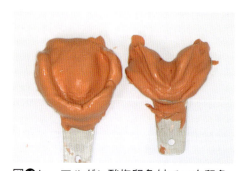

図⓭b　アルギン酸塩印象材で二次印象

③下顎印象舌側部の封鎖

下顎印象の舌側部はアルギン酸塩印象材で封鎖します（図❶）。

これでダブルアルギン酸塩印象に石膏を注入する準備ができました。

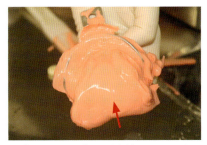

図❶　下顎印象の舌側部はアルギン酸塩印象材で封鎖（矢印）

2）個人トレーシリコーン二次印象（一次印象スタディモデルが不良の場合）

①個人トレー作製

まずスタディモデルに個人トレーを作製する外形線をトレースします（図❶）。

次に技工用ワックス1～2枚をやや軟化させ、スタディモデルに圧接しワックススペーサーを作製します。この時ワックスを延ばさないように注意してください。トレースした外形線に沿って余分なワックスを切り取ります。

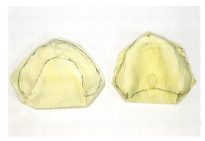

図❶　鉛筆で外形線をトレースした模型

ワックス顎堤上の3ヵ所に幅3～5mm、縦10mm程度のストップを粘膜面に向けて彫ります（図❶）。

上記の作業が終わったらトレー作製用レジンの粉末と液を練和し、軟らかいうちに把柄部に使う分を取り置き、全体量をワックススペーサーを貼った粘膜面上に平均的な厚さ（2～3mm程度）を維持しながら外形線まで延ばします。その間に把柄部の形を作り、レジンの液を把握部に少し流して接着します。

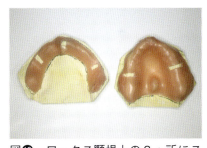

図❶　ワックス顎堤上の3ヵ所にストップを彫る

硬化後、模型より外してバリをとります。ただし外縁はこの後に筋形成のため、技工用シリコーンを付着させる関係から削らないでください。

次に個人トレーの表面数ヵ所にラウンドバー（♯3～4）で小穴を開けます（図❶）。これは無圧印象法と硬化後のシリコーン材の保持のためです。

出来上がった個人トレーのすぐの使用は変形することがありますので、数日おいてから使用してください。

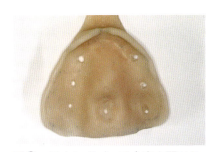

図❶　ラウンドバーで小穴を開ける

（註）個人トレーの作製は技工所に委託することをおすすめします。

②個人トレーの辺縁封鎖法～よい印象と模型を得るために～

最終模型は顎堤に付着している小帯粘膜の状態まで明確に印記されていなければなりません。そのために個人印象トレーの辺縁封鎖を行います。トレーの辺縁封鎖は口腔内で直接行います。

▪ 試適とシリコーン接着剤の塗布

完成した個人トレーをアルコールガーゼ等で清浄してから口腔内で試適します。疼痛等の異常がなければ再度アルコールガーゼで清浄し、乾燥させてから上下顎の個人トレーの頰舌辺縁部にシリコーン接着液を塗布し、数分間放置します。

▪ 上顎個人トレー辺縁封鎖

粘土状の技工用シリコーンを適当量取り出し、揉みほぐします。キャタリストを数センチ絞り出し、両者を練和して5～6mmの太い紐状に成形します。

紐状にしたシリコーンを上顎用個人トレーの辺縁周囲にしっかり貼り付け（図❶）、ただちに口腔内に挿入します。一次印象採得のときと同様に利き手はトレーを固定し、片方の手指で左右唇側・頰側粘膜の小帯が紐状シリコン材に印象されるようバイブレーションをかけます。硬化するまで保持し、硬化したら静かに取り外します。

▪ 下顎個人トレー辺縁封鎖

下顎用個人トレーも上顎同様に紐状シリコーンを貼り付けます。ただし、臼歯部の舌側は高めに貼り付けてください。印象方法は上顎と同様です。

紐状シリコーンの完全硬化には時間を要するので、二次印象は翌日以降にしてください。次回の印象までにトレー辺縁部分を残して、トレーの内外に付着した余分なシリコーン材を丁寧に切り取り、シリコーンポイントで研磨して整形しておきます（図❶）。

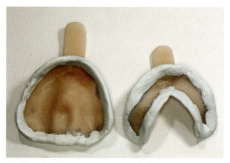

図❶ 紐状シリコーンで印象

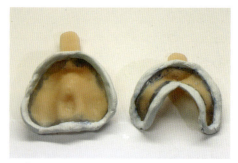

図❶ 紐状シリコーンの形を整形

③個人トレーシリコーン二次印象採得

印象材は義歯用シリコーン材で硬化度はミディアム（M）を主に使用しますが、ケー

スに合わせて選択します。

　印象は一次印象と同様です。なお、シリコーン材の混和量と練和時間は、作業時間と硬化時間を左右しますのでメーカーの指示どおりに作業を行ってください。

④下顎印象舌側部の封鎖

　下顎は印象採得後、舌側空隙を技工用シリコーン材で封鎖します（図⓴）。

　これで石膏を注入する準備ができました。

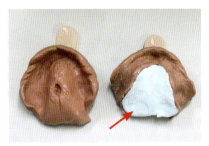

図⓴　下顎印象の舌側部は技工用シリコーン材で封鎖（矢印）

3）本模型の作製

①石膏の種類

　アルギン酸塩材は硬石膏を、シリコーン印象材は超硬石膏を使用します。石膏を間違えると模型全面の肌が粗造になるため注意してください。

②石膏の攪拌

　硬石膏・超硬石膏は水量が少ないので水量を計り、硬めにしてよく攪拌します。真空ミキサーで攪拌すると気泡もなくなります。

③切歯乳頭部にマチ針を刺入

　上顎は石膏注入前に切歯乳頭部の中心に、長さ15mm程度のマチ針を刺すことを忘れないでください（図㉑矢印）。

④石膏の注入と整形

　スタディモデルと同様に、上顎は左右鉤切痕まで、下顎は両臼後三角までしっかり石膏を盛ります。アルギン酸塩の場合は、石膏を注入したら必ず濡れたタオルで覆ってください。

　硬化後、印象模型をトレーから丁寧に撤去し、バリと外周のみをモデルトリマーで削合します。模型内面の気泡も除いてください。切歯乳頭に刺したマチ針を1～2mmに切っておきます（図㉒）。

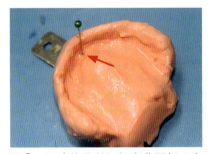

図㉑　石膏注入前に切歯乳頭部の中心にマチ針を刺す（矢印）

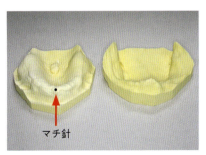

図㉒　完成した本模型

3 咬合床の作製

1. ワックスバイト咬合床（診断用咬合床）

　上下顎咬合基底板は義歯床用レジンで、ワックスバイト部分は通常の技工用ワックスで作ります。

　床は医院で作製、または技工所に依頼する場合も、成書のとおり馬蹄形にします。ただし、上顎ワックス顎堤アーチの大きさは、現時点の無歯顎歯槽頂アーチより外側線を1〜2mm大きく作製してください（図㉓）。

　ワックス床と基底部が剥がれないようにしっかり溶着しましょう（図㉔）。

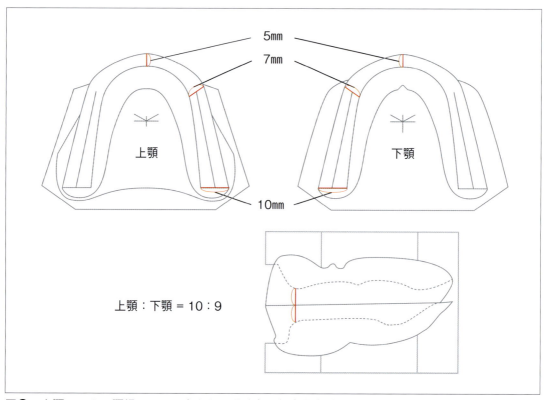

図㉓　上顎ワックス顎堤アーチの大きさは現時点の無歯顎歯槽頂アーチより外側線を1〜2mm大きく作製（川邊清治：臨床総義歯学．永末書店，京都，1972：133．より引用改変）

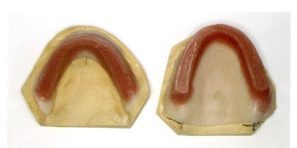

図㉔　レジン基底板にワックスロウ堤を溶着し完成した咬合床

2. セファロ撮影用ランドマークの埋入

まずは、上下顎咬合床の粘膜側（レジン床側）に以下の4ポイント（図㉕赤丸）を鉛筆でマークします。

- 上顎　切歯乳頭点
- 上顎　左右鉤切痕部
- 下顎　歯槽中央部の頂点

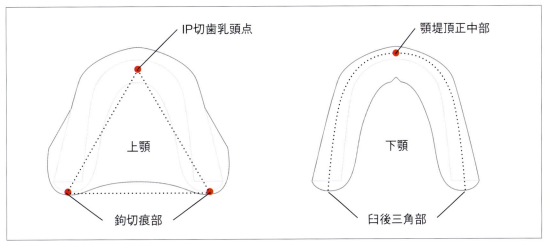

図㉕

次に、マークしたポイントにマーキングメタルを埋入するためのスペースを作り、以下のとおり埋入します（図㉖㉗）。

- 上顎　切歯乳頭点　　　　　　1.5mmの金属球を埋入
- 上顎　左右鉤切痕部　右側　　1.5mmの金属球を埋入
- 上顎　左右鉤切痕部　左側　　槍状の金属を埋入
- 下顎　歯槽中央部の頂点　　　1.5mmの金属球を埋入

これでセファロを撮影する準備ができました。最後に念のため上顎の鉤切痕部のマーキングメタルが「右は球状」「左は槍状」であることを確認してください。

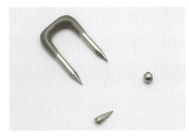

図㉖　ステップルの先端を利用

図㉗　完成した咬合床。マーキングメタルを埋入（矢印）

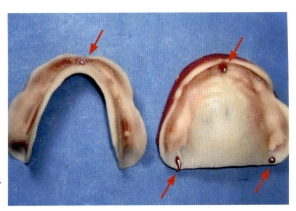

4 セファロ撮影

1. 重要な撮影前の上下咬合床ワックスバイト調整

　咬合圧平面法において、セファロは診断のためにとても重要です。診断用咬合床が患者さんの口腔内でフィットし、無理のない咬合高径になっているかを入念に確認する必要があります。

　まず、診断用咬合床を口腔内に挿入し、前歯部や臼歯部、左右のガタつきがないかを目視と触診で確認します。ガタつきがある場合は、以下の手順で調整してください。
①下顎診断用咬合床の左右臼歯部に円柱型ユーティリティワックスをつける。
②上顎診断用咬合床の咬合面に片栗粉を塗布し口腔内にセット。
③下顎診断用咬合床のユーティリティワックスを温めて口腔内に挿入し、患者さんに徐々にしっかりと噛んでもらう。
④上下別々に目視と触診でガタつきがないか入念に確認し、問題がなければ下顎診断用咬合床を口腔内から取り出しユーティリティワックスを冷やします。

　次は、咬合高径の確認です。基本的には、咀嚼筋の慣れを優先して現在の義歯の咬合高径に合わせることを検討しますが、念のため確認してください。
①患者さんの口腔内に現在使っている義歯を入れる。
②咬合高径測定器（図❷⓼）の描記先端部を鼻頂部正中に当て、鞍状部をオトガイに接して、咬合高径測定器を固定
③咬合高径測定器の描記先端の刃部にデンスポット（義歯適合試験材　P.98参照）を塗布し、鼻頂部に白線を印記（図❷⓽）。
④義歯を口腔内から外し、作製した診断用咬合床を装着します。
⑤前述のとおり咬合高径測定器を使って鼻頂部に白線を印記します（図❸⓪）。
⑥鼻頂部に印記された二線を比べて診断用咬合床の高さを検討
［検討内容］
- 二線が同高
    →作製した診断用咬合床をそのまま使う
- 二線の高さが2mm以内
    →現在の義歯と診断用咬合床を入れて楽に咬合運動ができるほうを選択
- 二線の高さが3mm以上異なる場合
    →診断用咬合床を現在の義歯の高さのほうに合わせて調整する

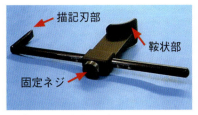

図❷⑧　咬合高径測定器

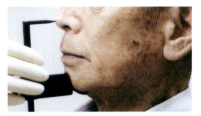

図❷⑨　咬合高径測定器で印記

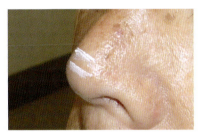

図❸⓪　現在の義歯と高径が同じならば同線になり、高径が異なれば二線が描かれる。二線になった場合はその差を計測し診断用咬合床の調整を検討する

▪旧義歯がない場合▪

まず、作製した診断用咬合床を口腔内で咬み合わせ、坪根式咬合測定器を使い、目じりと口裂間、そして鼻下点とオトガイ間の距離幅をそれぞれ計測します。

咬合圧平面法では、瞳孔と口裂間：鼻下点とオトガイ間＝10：9としています。鼻下点とオトガイ間がその割合のとき、診断用咬合床の高低があまりないように調整します。

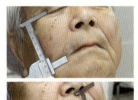
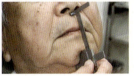

2. 補助マーキングの貼付

セファロに軟組織の計測ポイントを明示させるために、以下3ヵ所に鍼灸用小金属粒（1.5㎜）を貼ります（図❸①）。

- 鼻下点
- 口唇上縁
- オトガイ唇溝（最深中央部）

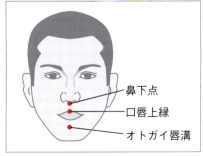
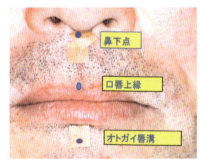

図❸①　鼻下点中央部、上口唇上縁中央部、オトガイ唇溝最深中央部の3ヵ所に鍼灸用小金属粒を貼る

3. セファロ・パノラマ撮影

診察台で、診断用咬合床のマーキングメタルがしっかり付いていることを確認し、口腔内に装着します。この際、正確に挿入できているか、咬合状態を確認します。また軟組織に貼った3個の補助マーキングも確認しましょう。それぞれのマークは分析をする際の重要な計測ポイントになります。入念に確認してください。

患者さんをセファロ撮影室に案内して、セファロを撮影します。イアーロッドの挿入で高齢者が痛がるときは、無理をしないでイアーロッドを外耳孔に軽く当てるだけでよいです。ただし、患者さんの正面に立ち、顔が左右に傾いている場合はイヤーロッドを目安にできる限り真っ直ぐにしてもらいます（図❸）。

セファロを撮影したら、ランドマーク位置確認のために、診断用咬合床を入れたままパノラマも撮影してください。

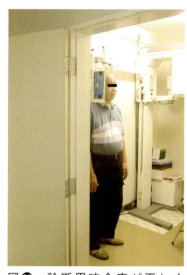

図❸ 診断用咬合床が正しくセットできているか確認してセファロを撮影

4. 診断用咬合床の合着

セファロ撮影後、上下咬合床を口腔内にてシリコーン材などで合着します。ずれないように口腔内から静かに取り出してください。取り出した咬合床をステップルなどでしっかりと固定します（図❸）。

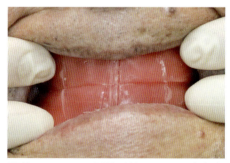 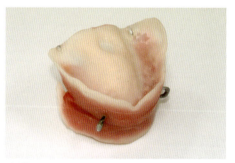

図❸ セファロ撮影が終わったら咬合床を合着。取り出した咬合床はステップルなどで固定する

5 セファロ分析

1. 咬合圧平面法で用いる計測点と計測線 (図㉞)

●セファロ分析計測点
上顎咬合圧平面関係
- A（上顎歯槽基底面前方限界点）
- PNS（後鼻棘点）
- ANS（前鼻棘）

H.I.P 平面関係
- IP（切歯乳頭点）
- RHN
 （右鉤切痕ハミュラーノッチ）
- LHN
 （左鉤切痕ハミュラーノッチ）

個有咬合平面関係
- MIP：計測切歯乳頭点と
 個有咬合平面前方点との
 距離

その他
- N（鼻前頭縫合の前方限界点）
- S（トルコ鞍の中心）

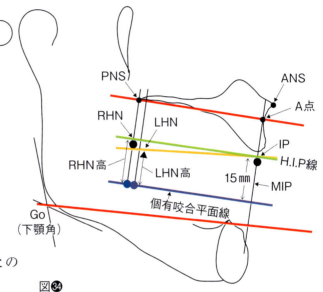

図㉞

●セファロ分析計測線
- 咬合圧平面線　A → PNS
- H.I.P 平面線 2 線
 　IP → RHN　IP → LHN
- 個有咬合平面線
 　咬合圧平面線と平行な線
- ハミュラーノッチ高を計測する線 2 線
 　RHN 高→個有咬合平面線への垂線　LHN 高→個有咬合平面線への垂線

2. 咬合圧平面法の分析

1）セファロのトレース

　セファロはアナログでもデジタルでも構いません。計測点や計測線、また患者さんの口腔内を把握するためにも、最初はセファロのトレースに挑戦してください。数十枚トレースすると、計測点がおのずとわかるようになるだけでなく、患者さんの難易度が理解でき、治療説明にも役立ちます。

　咬合圧平面法の分析で最低限トレースしたい部分は以下のとおりです（図㉟）。

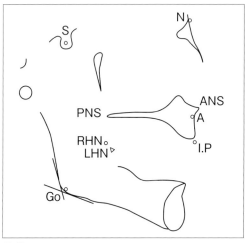

図㉟　セファロのトレース

2）分析

①セファロ分析計測点を配置

　P.49 セファロ分析計測点のとおり、ポイントを配置します。咬合圧平面法で最も重要になる PNS、A、IP、RHN、LHN は慎重に配置してください。

　唇側歯槽骨縁上の間の最深点である A 点は興味深いポイントです。同一の患者さんのセファロで、有歯顎であった頃と無歯顎になってしまったセファロの重ね合わせをします（図㊱）。多くの症例で、A 点を越えてまでの歯槽骨の吸収はありませんでした。A 点は上顎骨のキーポイントであると考えます。

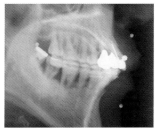 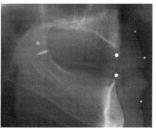

図㊱　多くの症例でA点を越えての歯槽骨の吸収はなかった

②セファロ分析計測線を引く

以下のとおり計測線を引きます。後述しますが、分析ソフトウェアを利用する場合はポイントを配置するだけで自動的に線が描かれ、必要になる距離計測も行われます。

トレース上で距離計測を行う場合は、セファロが 1.1 倍で撮影されるため、専用の定規を使ってください（図㊲）。

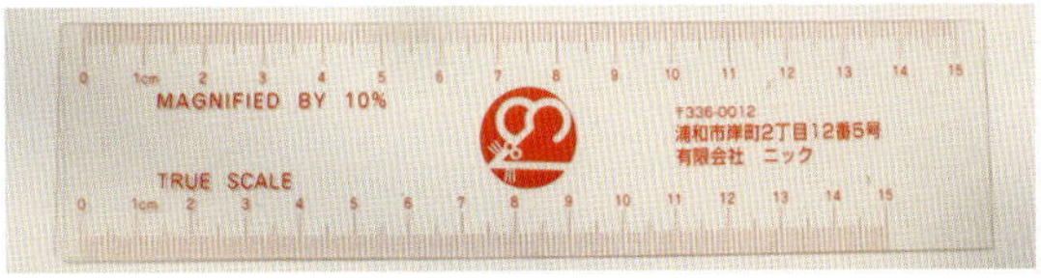

図㊲　1.1倍定規

①咬合圧平面線

A → PNS　（図㊳）

② H.I.P 平面線 2 線

IP → RHN　IP → LHN（図㊴）

③個有咬合平面線

咬合圧平面線と平行な線（図㊵）

④ハミュラーノッチ高を計測する線 2 線

RHN、LHN を通る咬合圧平面線と個有咬合平面線の垂線（図㊶）

⑤ハミュラーノッチ高を計測（手動分析）

RHN、LHN から個有咬合平面線までの距離をそれぞれ計測（図㊷）

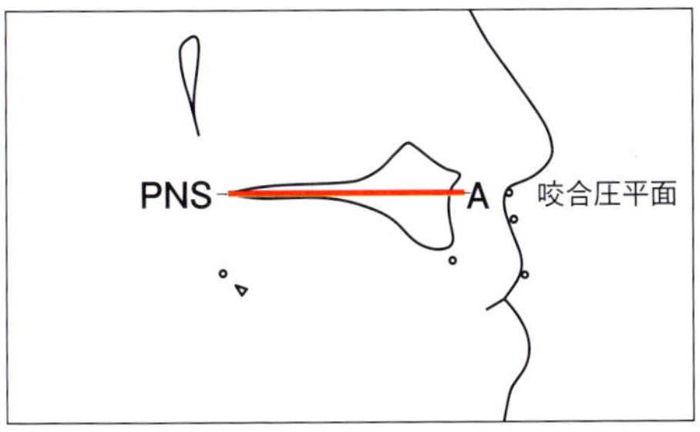

図㊳　A→PNS（咬合圧平面）

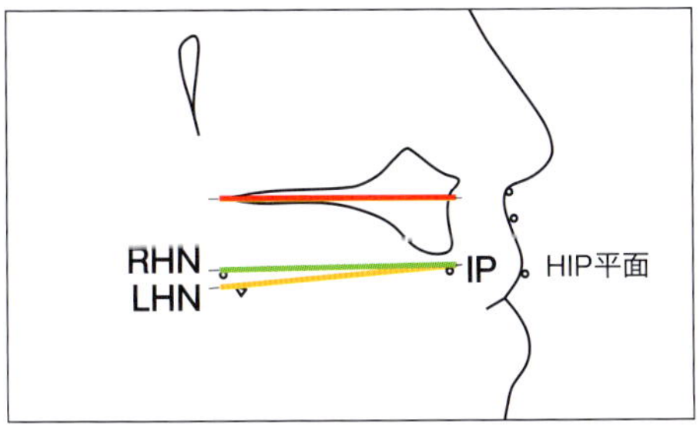

図㊴　IP→RHN　IP→LHN（HIP平面）

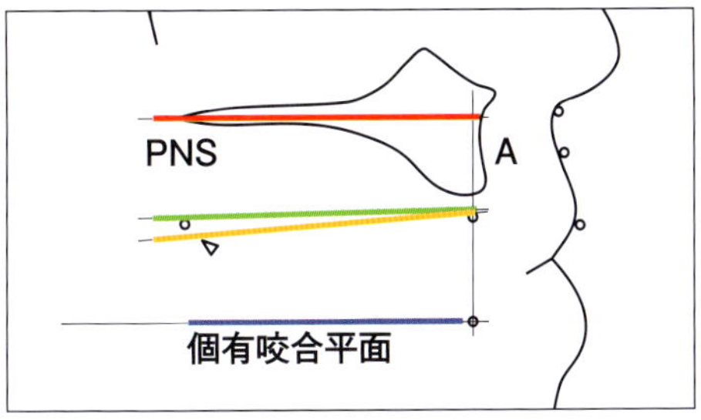

図㊵　咬合圧平面・HIP平面・個有咬合平面の平行的３線

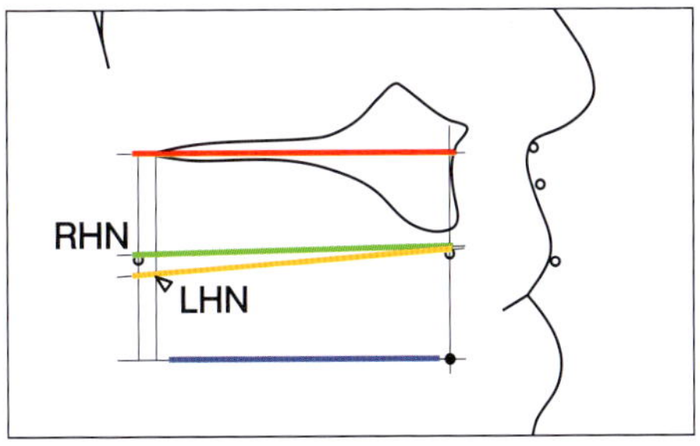

図㊶　RHN、LHNを通る咬合圧平面線と個有咬合平面線の垂線

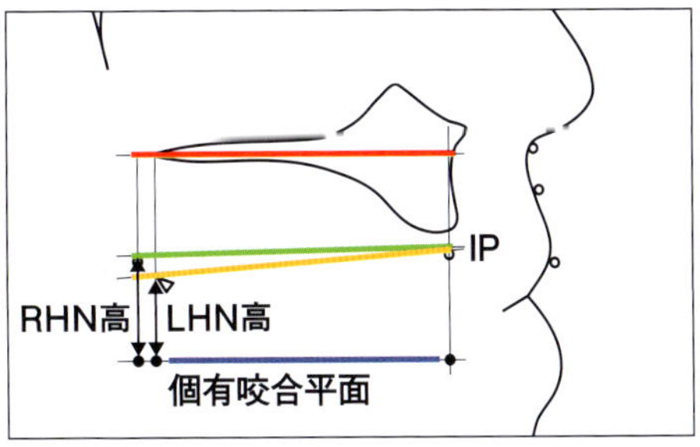

図㊷　手動で分析する場合はRHN、LHNから個有咬合平面線までの距離を（RHN高・LHN高）それぞれ計測する

3. 分析ソフトウェアについて

　従来、セファロをトレーシングペーパーにトレースし、各測定点から定規で線を引き、距離を計測していました。しかし、どうしても感覚に頼る部分があり、正確な値に欠くことがあったのです。

　困っていたところ出会ったのが、歯科矯正用に開発されたセファロ計測ソフトウェアです。画期的だったのは、ソフトウェア上で各計測点をプロットするだけで正確な値が導き出せたことです。咬合圧平面用のソフトウェア開発をただちに依頼しました。

　ソフトウェアにセファロを取り込みます。当院はアナログのセファロなので、透過原稿ユニットが付属されているスキャナが必要です（図❸）。デジタルセファロの場合はそのまま取り込むことができます。

　次に各計測点にポイントをプロットします。すると自動的に各計測線が表示され、口腔内の様子が視覚的に理解しやすくなります。

　IPを中心軸にし、咬合圧平面線に対するRHNとLHNの高さ、個有咬合平面線を設計し、咬合圧平面設計書の表示印刷ができます（図❹）。A4 1枚に整然とまとめられた設計書を見るだけで技工作業が可能です。

　咬合圧平面法と共に分析ソフトウェアも進化しています。本書を手にされた頃には新しい機能が追加され、より精密な義歯作製が可能になっていることでしょう。

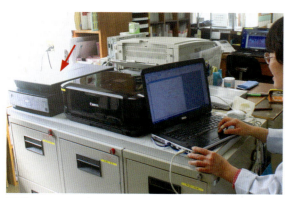

図❸　アナログセファロをソフトウェアに取り込むには、透過原稿ユニットが付属されているスキャナが必要（矢印）

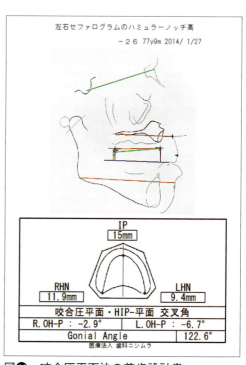

図❹　咬合圧平面法の義歯設計書

6 平行模型の作製

1. 咬合器へのマウント準備

咬合圧平面法による義歯作製で使用する機材です（詳細は使用器材の項 P.96 を参照）。
- 咬合器リレーター（図❹⑤）
- 切歯乳頭ピン（図❹⑥）
- ハミュラーノッチ T バー（図❹⑦）

手動分析または義歯設計書に基づき（図❹⑧）、咬合器の咬合平面板の切歯乳頭孔に10 ～ 25mm高の切歯乳頭ピンを挿入します。さらに左右ハミュラーノッチの高さを示す数値のハミュラーノッチ T バーを選び、咬合平面板の後方に置いてください（図❹⑨）。

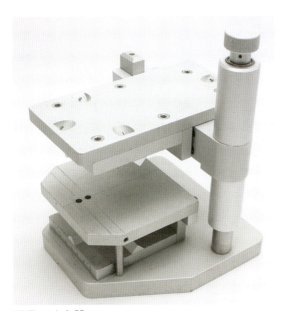

図❹⑤　咬合器リレーター

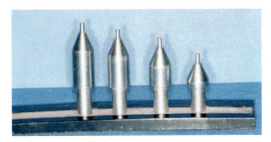

図❹⑥　切歯乳頭ピン

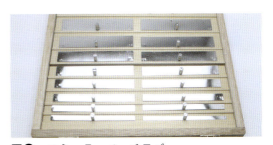

図❹⑦　ハミュラーノッチ T バー

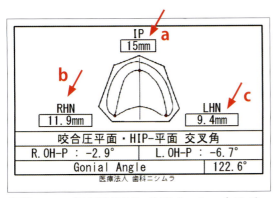

図❹⑧　a：切歯乳頭ピンの高さ　b：右Tバーの高さ　c：左Tバー。それぞれの数値と同じ切歯乳頭ピンとTバーを咬合器に置く

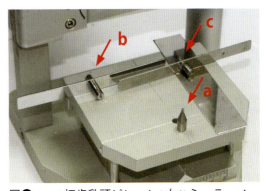

図❹⑨　a：切歯乳頭ピン　b：右ハミュラーノッチTバー　c：左ハミュラーノッチTバー。それぞれを配置

2. 上顎模型のマウント

　上顎をマウントする前に、咬合器の上顎フレームの高さが0mmになっていることを確認してください。0mmになっていない場合は、昇降ネジを回して調整します（図❺⓪）。
　すべての準備ができたら上顎を咬合器にマウントします。

1）上顎模型を咬合器へ正確に置く

　まず上顎模型の切歯乳頭部のマチ針を切歯乳頭ピンの穴に入れ、右ハミュラーノッチに右Tバーを、左ハミュラーノッチに左Tバーが正しく接触するように置きます（図❺①）。Tバーは咬合器背面から見ると確認しやすくなっています（図❺②）。
　配置が終わったら、上顎模型の口蓋中心線（口蓋縫線）と咬合平面板の中心線とが合っているか確認し、ずれている場合は必ず調整しましょう（図❺③）。

2）上顎模型をマウント

　咬合器の上顎フレームにマグネット板が付いていることを確認し、石膏分離剤をつけます。
　使用する石膏は硬石膏です。上顎模型は最後まで位置を絶対に動かさないためです。上顎フレームと模型上面の間に石膏泥を流し、上顎フレームを閉めマウントして輪ゴムをかけて固定します。（図❺④❺⑤）。

No.	折径	切幅	ゴムの使用目的
170	60mm	3mm	標準模型マウント用
190	70mm	3mm	標準よりも大きい場合
260	100mm	3mm	小型リレーター用（バランス）

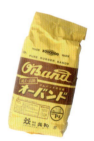

図❺⑤　使用している輪ゴム

3）上顎模型を外しトリミング

　石膏が硬化したマウントの模型を上顎フレームから外します。模型を外すときは強固なので、上顎フレーム先端のカドを木槌で軽く叩くと模型はリレーターからすぐ外れます（図❺⑥）。
　上顎模型の周囲を軽くトリミング（図❺⑦）し、咬合器に戻します（図❺⑧）。

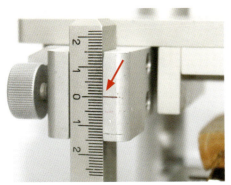

図⑩　上顎フレームの高さ0mmを確認

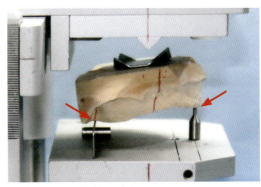

図㊿　正しい接触を確認

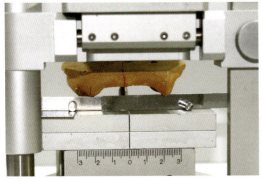

図㊾　Tバーの位置を裏から確認

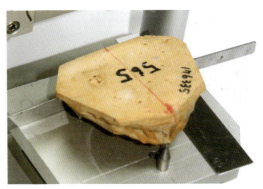

図㊼　中心線を合わせる

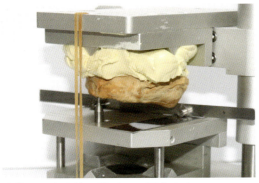

図㊾　石膏を流し輪ゴムで固定する

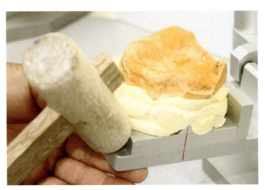

図㊻　木槌を使うと簡単に外せる

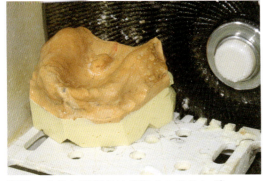

図㊽　余分な石膏だけを軽くトリミング

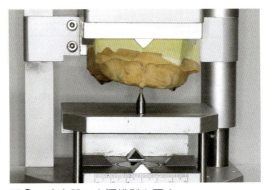

図㊾　咬合器に上顎模型を戻す

咬合圧平面法による総義歯の作製　55

3. 下顎模型のマウント

1）下顎模型を咬合器へ固定

合着した咬合床（ステップル付き）をそのまま分解せず使用します。

上顎模型に合着した咬合床をセットし、続いて下顎模型を咬合床にセットします。セットできたら輪ゴムで咬合器に固定してください（図❺❾）。

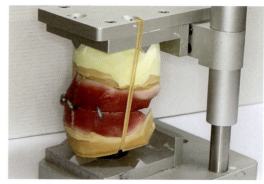

図❺❾　咬合器に下顎模型を固定

2）下顎模型をマウント

下顎模型は硬石膏でなく普通石膏で固着します（図❻⓿）。理由は上顎模型は最後までリレーターに固定されて外しませんが、下顎模型は咬合バランスが一致しない場合、外して調整し再度マウントすることが多いので、簡略化のため普通石膏を使用しています。

普通石膏は完全硬化後に咬合器から外してください。

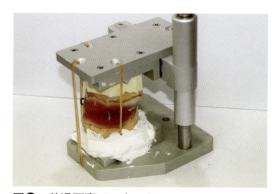

図❻⓿　普通石膏でマウント

4. 咬合圧平面平行模型の完成

咬合器にマウントした上下の模型を外し、トリマーで最後のトリミングをします。これで咬合圧平面平行模型が作製されました。（図❻❶）

咬合圧平面法によって作製されたワックス咬合床には、クリステン現象は発生しません。

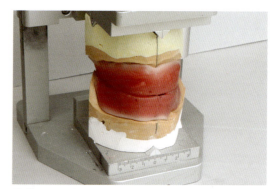

図❻❶　上下模型を最終トリミングした咬合圧平面平行模型

5. 咬合床ワックスバイトの修正

1）上下咬合床ワックスバイトを水平位に

図❷のようにマウントされた多くの患者さんの咬合床は傾斜しています。

まずはその傾斜を咬合圧平面と平行になるように修正します。

①上下顎咬合床ワックスバイトの水平位修正

まずは合着した咬合床を分離してください。

次に、分離した上顎咬合床を、咬合平面板をつけた咬合器にセットします。咬合平面板に咬合床が干渉して上顎フレームが正しく閉まらない、または咬合平面板に対して浮いてしまうことがあります。その場合は、昇降ネジを回して調整します（図❸）。この時のメモリを義歯設計書にメモしておきます。

上下どちらかを大胆に調整することは難しいため、図❹のように均等に修正してください。

②ワックスバイトの削合について

一般的にワックスヘラをガスなどで熱して手作業で削合しますが、テーブルボール盤を使うと作業効率があがります（図❺❻）。

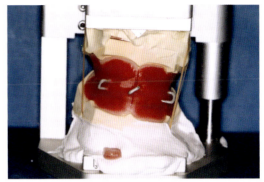

図❷　傾斜している咬合床

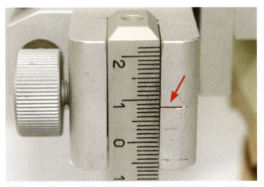

図❸　正しい接触を確認。作業中当初の目盛と異なることがあるので注意する

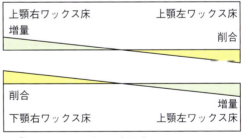

図❹　ワックスバイト水平修正

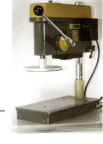

図❺　テーブルボール盤

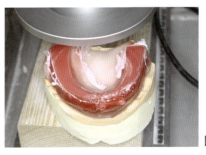

図❻　ボール盤で削合

2）上下咬合床の顎間距離を 10：9 に修正

咬合圧平面法では上下顎間距離の比率を 10：9（基本）としています。

セファロの切歯乳頭から歯槽中央部の頂点までの距離を計測し、前述比率で算出した高径を咬合床に反映します。**表❶**の計算表を活用してください。

表❶　10：9咬合高径計算表

上下咬合口径	上顎	下顎
15	7.9	7.1
16	8.4	7.6
17	8.9	8.1
18	9.5	8.5
19	10.0	9.0
20	10.5	9.5
21	11.1	9.9
22	11.6	10.4
23	12.1	10.9
24	12.6	11.4
25	13.2	11.8
26	13.7	12.3
27	14.2	12.8
28	14.7	13.3
28	15.3	13.7
30	15.8	14.2
31	16.3	14.7
32	16.8	15.2
33	17.4	15.6
34	17.9	16.1
35	18.4	16.6

①上顎咬合床ワックスバイトの修正

まずは上顎から修正していきます。

上顎模型を咬合平面板のついた咬合器にセットし、算出した咬合高径を切歯乳頭に隙間定規を当て、咬合器の昇降ネジを回して合わせます（**図❻❼**）。高さを合わせたらメモリを義歯設計書にメモしておきます。

次に上顎咬合床を上顎模型にセットし、ワックスバイトの高さを咬合平面板にピタリと張り付くように調整します。

②下顎咬合床ワックスバイトの修正

上顎模型を外し、上顎フレームに下顎の模型をセットします。咬合圧平面法で用いる咬合器は、上下の模型を反転させてもセットできる特徴があります。

その後の調整の流れは上顎と同様に、算出した咬合高径を歯槽中央部の頂点に隙間定規を当て高さを合わせたら、ワックスバイトの高さを調整します。

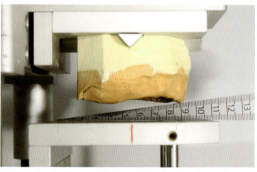

図❻❼　切歯乳頭の位置に隙間定規を当て咬合器昇降ネジを回して合わせる

上下咬合床ワックスバイトの調整は手間がかかるパートです。ですが、咬合高径に配慮し、咬合圧平面を確実に義歯へ反映するためにとても重要なパートでもあります。慎重に作業を進めてください。

7 咬合床のバイト確認

1. バイト確認の方法

上下咬合床を口腔内に装着し、以下のような上下・左右運動を行い噛み合わせを確認します（図❻❽）。
①上下に開閉の咬合運動と横流れ
②水平位に動かす
③左右に滑走させる

運動に不自由があるなど調整が必要な場合があります。その場合は現在の義歯なども参考にし、咬合高径の調整を行います。

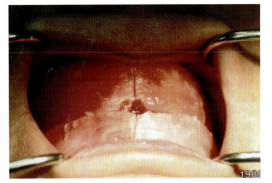

図❻❽　咬合床のバイト確認

2. 修正をする場合の注意点

修正を必要になった場合、上顎咬合床は修正してはいけません。上顎は、咬合圧平面と合致しており、咬合の基準になるため修正は禁忌とします。

修正するのは下顎咬合床です。前述の上下・左右運動を行いながら咬合高径を調整してください。

3. 咬合床を修正した場合は下顎の再マウント

修正をした場合は、まずP.48「診断用咬合床の合着」と同様に、上下顎咬合床を合着させます。

咬合器へ戻すと、下顎模型の位置が変位しているため、下顎模型の底部をトリミングしてから、P.56「下顎模型のマウント」と同様の手順で、再度咬合器にマウントします。再マウントに使用する石膏も、普通石膏です。

8 総義歯床の作製

1. 人工歯の排列

1）人工歯の選択

　人工歯の大きさの選択は、現在装着している義歯を参考にするか、患者さんのご要望などで、判断に迷うことがあります。ですから、補綴物が完成・装着してから、不満の言葉が出る場合もあるのです。

　それを防ぐために、患者さんの顔から理想的な歯の大きさを選択できるツース・セレクター（人工歯上顎中切歯選定器：㈱ビィ・ソニック）で人工歯を選択しています（図❻❾）。人工歯を選ぶ際に患者さんへの説明にも役立ちます。

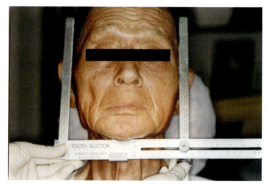

図❻❾　ツース・セレクターで人工歯中切歯の幅径と歯冠長を選択する

　ツース・セレクターは、患者さんの顔幅を計測すると、上顎中切歯の幅径と歯冠長を男女別に知ることができます。その数値をメーカー販売の人工歯の大きさに合わせて選択します。

　咬合圧平面法では、臼歯は咬頭のない0°を推奨しています。さらに後述しますが、咬合面接触面はバッカライズに修正します。

2）人工歯の排列法

　歯を失うことにより、歯槽頂線が狭窄します。それを正しく復活するためのアイデアルアーチが必要になり、人工歯排列曲線（ポンズアイデアルアーチ）を考案しました（図❼⓿）。

　使用方法は、中切歯の幅径から、数種類あるポンズアイデアルアーチを選ぶだけです。咬合平面板上にセットして上顎前歯、臼歯を上顎排列曲線に準じて並べます（図❼❶〜❼❸）。

　排列における注意点として、上顎歯列は咬合平面板にならってスピーカーブを付けないでフラットにします。下顎は上顎歯列にならって排列すると自然にスピーカーブがついてきます（図❼❹❼❺）。

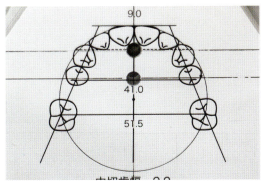

図⑩　上顎中切歯の幅径からポンズアイデアルアーチを選択

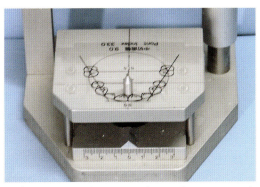

図⑪　咬合平面板にポンズアイデアルアーチをセット

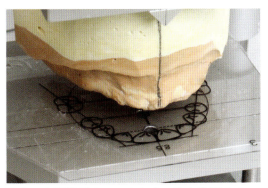

図⑫　上顎模型をセットし人工歯を排列する

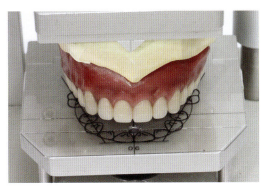

図⑬　ポンズアイデアルアーチによって排列された人工歯

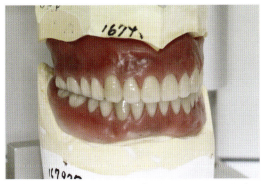

図⑭　上下顎排列。上顎歯列はフラットだが、下顎歯列には自然とスピーカーブになる

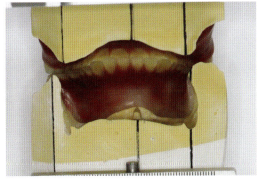

図⑮　上下顎排列（背面）。下顎顎堤が左に偏位、歯槽頂縦線がずれる

2. 咬合床の試適と修正

　上下顎が口腔内で正確に咬合しているか十分に診査します。

　修正が必要になった場合、前述のP.59「咬合床のバイト確認」と同様に、上顎は修正してはいけません。下顎を修正してください。

9 総義歯の装着と調整

1. 装着当日

完成した総義歯をいよいよ口腔内に装着します。

適合検査は、静的にはシリコーン系フィットチェッカーを、動的にはPIP等のクリーム（図76）、咬合紙（0.03mm）などを使用します。

装着当日は新しい義歯に慣れていないため、どうしても痛い部分（臼後隆起など）だけ調整します。

可能な限り、人工歯の微調整は装着後3〜5日後にしてください。

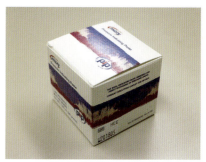

図76　PIPクリーム

2. 3〜5日後に人工歯を調整

適合検査と患者さんの話を伺い人工歯を調整していきます。

咬合圧平面法では、臼歯の調整をバッカライズにします。バッカライズの咬合調整とは、上顎臼歯部は舌側咬頭、下顎臼歯部は頬側咬頭を削ります（図77 78）。調整量は、技工用シリコーンポイントで咬頭をなでる程度です。必要に応じて段階的に調整します。

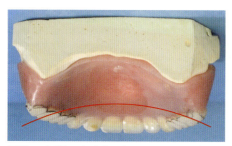　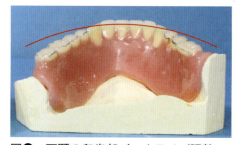

図77　上顎の臼歯部バッカライズ調整　　図78　下顎の臼歯部バッカライズ調整

また、人工歯の咬頭がスムーズになるようにラッピングペースト（サウンドパウダー）（図79）を人工歯の咬合面に塗って2〜3分間、咬合運動をしてもらいます。

臼歯は咬頭の低い0°の場合、削り過ぎないように3分間以上は咬合運動をさせないでください。半月後、1ヵ月後、3ヵ月後、1年後と定期的に経過観察します。

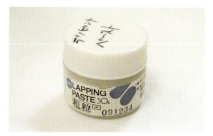

図79　ラッピングペースト

・バッカライズでの咀嚼・

　人工歯の排列や咬合調整において、従来はリンガライズが推奨されています。筆者もそれを臨床で反映してきました。しかし、それに疑問を感じたのです。

　多くの総義歯成功例、また天然歯である患者さんの自然咬耗を見ると、実際はリンガライズの反対で、バッカライズなのです。

　早速、臨床でバッカライズの調整をしたところ、多くの患者さんが楽になったとおっしゃいました。

　噛み合わせの基本になる咬合設計が万全であることは当然で、さらに患者さんごとの咬合運動（咬合習慣）をサポートするための咬合調整の役割は重要です。

　臨床での成功例に出会った頃、1992年に台湾・雅美族が住む蘭嶼島へ口腔内科学会の調査員として行った時の石膏模型を見て納得しました。雅美族はタロイモを主食とし、主菜は魚と野菜です。日本人に近い食生活でした。さらに嗜好としてビン榔樹の実を日長噛む習慣があったのです。

　まだ研究課題がありますが、う蝕や歯周病がなく歯並びもよい、日本人の理想的な咀嚼はグラインディングタイプであると考えます。

　それを実現している当院の有歯顎である高齢の患者さんの臼歯はバッカライズです。皆様も、ぜひ来院した患者さんの臼歯を確認してみてください。

台湾・蘭嶼島々民の自然咬耗状態の変化

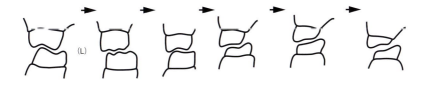

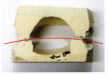
30～40歳の若い人

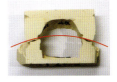
60歳前後の人

蘭嶼島・雅美族、男女36人を検診、年齢が30～65歳位の人の口腔形態がリバースカーブであり、歯冠形態がバッカライズであった

たかが義歯されど義歯

　いかがでしたか？　難解なこともあったかもしれません。
　ですが、従来の義歯作製における「印象が難しい」「嚙み合わせが難しい」「仮想咬合平面の位置が難しい」「バイトの高さが難しい」「義歯床が嚙むたびに左右に動く」などの問題は、咬合圧平面法では解決することができます。なぜならそこにはエビデンスがあるからです。咬合圧平面法で作った義歯を使う患者さんからこんな言葉をいただきます。きっと本書をご覧になった臨床家の皆様も同じ言葉をいただけます。

- 上下の入れ歯が吸いつきます
- いちごを食べても痛くありません
- 上の入れ歯を入れても気持ち悪くなりません（嘔吐反射がない）
- 入れ歯を入れると歯肉が気持ちよくなりました
- 口の渇きがなくなりました（口腔乾燥症）
- 歯石がつかなくなりました

　最後に、当院でしている患者さんとの対話と問診票をご覧いただくことで実践チャプターを締めくくります。

患者さんとの対話から始める総義歯治療

　患者さんと初めてお会いする日は、コミュニケーションをとり、意思の疎通を第一に考えたいものです。
　現在装着している義歯に、どのような不満、不調があるのか、また要望等をよく聞いてください。その上で自院の義歯の特徴、作製法と治療日数などを患者さん、ご家族に話します。時間があれば口腔内を観察してください。
　初診相談の終わりに、「お悩み、ご要望がわかりました。治療は私が担当いたします。次の来院日を受付でご相談ください。お待ちしております」と期待と安心感を与えるように話して、可能であれば診察室の出入り口までお見送りしましょう。とくに高齢者は不安の解消と、おもてなしの心が自費総義歯への理解につながります。

患者さんがわかりやすい問診票

　問診票のポイントは、歯科的・内科的な質問が患者さんにとってわかりやすい言葉で書かれていることです。当院の問診票は次ページに示します。

問診票

記入日　　　年　月　日

お名前（フリガナ）	血液型　A・B・O・AB	ご職業	生年月日　大・昭・平　　年　月　日
ご住所　〒　－		TEL　ご自宅　携帯電話	

- 本日はどうなさいましたか
  - □歯が痛い　　　　□歯が動く
  - □歯がしみる　　　□歯ぐきがはれた
  - □つめたものが取れた　□インプラント治療を希望
  - □歯を白くしたい　□義歯を入れたい
  - □義歯を調整したい　□健診
- 当院にいらしたのは
  - □はじめて
  - □前に来たことがある（　　　年ぐらい前）
- 歯を抜いたことがありますか
  - □ない　　　□ある（　　年前）、（　　ヵ月前）
- そのとき、何か異常はありませんでしたか
  - □ない　　　□血が止まらなかった　□貧血を起こした
  - □ある　　　□何日も痛んだ　　　　□熱が出た
- 薬を飲んで副作用はありませんか
  - □ない　　　□胃が痛くなる　　　　□発疹が出る
  - □ある　　　□ぜんそくがある　　　□めまいを起こす
- 内科的な病気はありませんか
  - □ない　　　□心臓病　　□腎臓病
  - □ある　　　□高血圧　　□血友病
  　　　　　　　□肝臓病　　□糖尿病
  　　　　　　　□貧血　　　□その他（　　　）
- 現在の健康状態は
  - □良好　　□普通　　□悪い
  - （女性の方のみ）
  - 妊娠中ですか　□はい（　　ヵ月）　□いいえ
- 診察についてのご希望は
  - □保険の範囲内で治したい
  - □保険の範囲外でもよいので、最適な治療をしてほしい
  - □相談して決めたい
- 1回の診療時間についてのご希望は
  - □20分　　□30分　　□30～60分
  - □なるべく早く治療を終えたいので、可能な限り長く
- どちらで当院をお知りになりましたか
  - □看板　　□近所　　□Webサイト
  - □ご紹介（ご紹介者様のお名前　　　　　様）
- 現在服用中のお薬がありましたら記入ください
- かかりつけの内科、外科、産婦人科、耳鼻科、眼科がありましたら医師または病院名を記入ください

　医師名　　　　　　　　　病院名　　　　　　　　

◆個人情報の取り扱いについて

本日ご記入いただいた患者様の個人情報および今後お預かりする個人情報については、資料送付、アフターサービスの提供、新サービスのご案内ならびに当院のサービスを適切に運営することを目的として収集しております。患者様ご本人の同意を得ることなく他に提供することはありません。また、患者様の個人情報の処理を外部に委託する場合は、当院の厳正な管理の下で行います。なお、お預かりした患者様の個人情報は、当院の規定に基づき責任をもって管理、廃棄処分いたします。ご希望があれば患者様の個人情報は開示させていただきます。また、その情報に誤りや不必要な内容がございましたら、患者様ご本人の要求により訂正、または削除させていただきます。

Chapter 5

症例❶

埼玉県開業　西村政仁

顎堤の変位、吸収が大きい上下総義歯難症例

　胃がんを患い摘出手術を受け、どうにか体調が回復し、義歯を新しく作製してほしいとの希望で来院されました。我慢して不適合義歯を装着されていたので、口腔内の粘膜が傷つき、褥創性潰瘍が数ヵ所見受けられました。
　咬合圧平面法による新義歯を作製し、潰瘍も回復した症例を紹介します。

> 患者：78歳　男性
> 初診：2013年10月10日
> 主訴：現在使用している義歯で食べにくい。新義歯を作ってほしい

診査

顔面

　顔を観察すると多少疲労感がみられ、血圧は少し高いようですが、年齢から考慮すると心配することはなく、義歯装着後の予後は良好に推移すると見受けられます（**図❶**）。
　なお、総義歯を作製するにあたって慢性疾患をもっている方は、装着後のケアに苦労することが多々ありますので、十分患者さんの状態に注意して治療を進める必要があります。

顔貌

　5つの顔の形態分類（P.32 顔貌形態）を見て「方型」に属します。多分に頭蓋骨の状態はよいと判断しました。

口腔内

パノラマX線撮影によって無歯顎状態で、残根がないことを確認しました。歯槽骨形態は左右アンバランスで吸収程度が大きく、義歯作製が難しい状態です（図❷）。

口腔内の粘膜が傷つき、褥創性潰瘍が数ヵ所見受けられました（図❸）。不適合義歯は、粘膜傷害を引き起こす原因です。

上下歯槽頂間の開口、閉口距離

開口距離を測定したところ約25mmの低さでした。印象トレーを入れるのも困難な状態です。

閉口距離は、上下歯槽頂正中部においては0mmで隙間がありませんが、臼歯部においては10mm以上空いています。臼歯部の骨吸収がアンバランスでとても難しい症例であることがわかりました（図❹）。

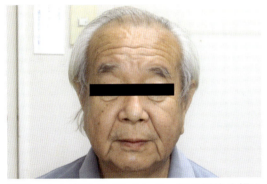

図❶　多少疲労感がみられる。顔の形態分類は方型

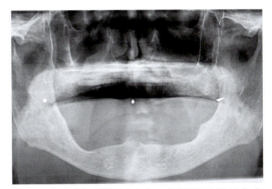

図❷　無歯顎（残根なし）。歯槽骨形態は左右アンバランスで吸収が大きい

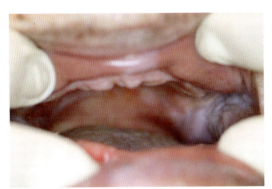

図❸　数ヵ所に褥瘡性潰瘍がみられた

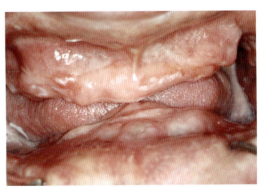

図❹　閉口距離は0mmだが、左右上下の顎堤骨吸収が著しい

診断

●咬合圧平面と H.I.P 平面

咬合圧平面と H.I.P 平面が前方に向かって狭窄しており、難しい症例であることがわかりました。

● RHN：9.0mm　LHN：8.5mm

左右ハミュラーノッチの高さの差が 0.5mm とバランスはよいのですが、個有咬合平面までの距離が低いため義歯作製が困難です。

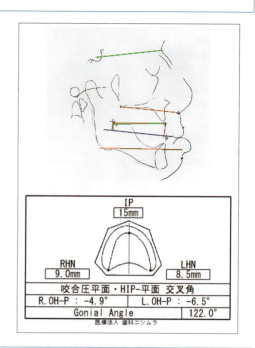

診療方針

診断から難症例であることがわかりましたが、本症例は上顎顎堤の骨吸収がアンバランスであることがもう一つの難しいポイントです。Dul（口腔褥瘡性潰瘍）にも配慮し、咬合床のバイト確認（咬合高径確認）を正確にしなくてはなりません。

治療経過

● 2013 年

【10 月 22 日】　スタディモデル作製、二次印象はシリコーン印象と判断

【10 月 31 日】　総義歯の最終印象採得

【11 月 12 日】　セファロ撮影、分析、咬合圧平面の設計

【12 月 12 日】　上下顎模型をリレーターにマウント（図❺）

● 2014 年

【1 月 6 日】　ワックス咬合床水平面の修正とバイト調整（図❻）

【1 月 17 日】　総義歯人工歯の排列、試適、総義歯のレジン重合

【2 月 7 日】　総義歯の完成（図❼）

【2 月 18 日】　臼歯をバッカライズに調整（図❽）、以後定期観察

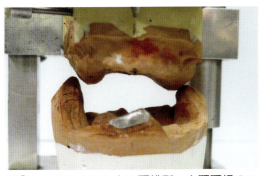

図❺ マウントした上下顎模型。上顎顎堤のアンバランス

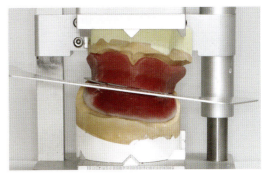

図❻ 模型にワックスバイトを装着。吸収不全による傾斜

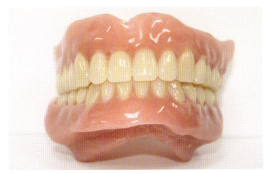

図❼ 完成した総義歯

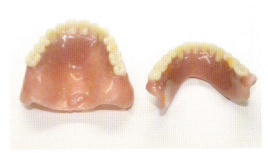

図❽ 臼歯をバッカライズに調整

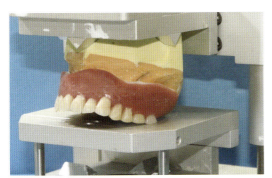

図❾ 旧義歯（上顎）は咬合圧平面板と人工歯列面が一致せず突き上げている

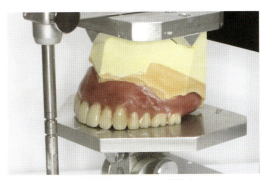

図❿ 咬合圧平面法による上顎義歯

考察

　本症例は咬合圧平面を基準に、上顎を正確に咬合器で再現し、総義歯が作製できたことで成功した症例にほかなりません。

　安定した咬合を取り戻せたことから、上下顎堤にあった潰瘍がなくなったと考えられます（図⓫）。

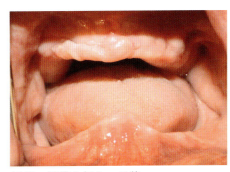

図⓫　術後1年3ヵ月後

症例❶　顎堤の変位、吸収が大きい上下総義歯難症例　69

Chapter 5

症例❷

上顎総義歯、下顎局部床義歯

栃木県開業　石澤隆之

　ニシムラメソッドでは、上顎咬合圧平面と平行に設定された仮想咬合平面を各個人特有の個有咬合圧平面とし、臨床に用いています。ここでは、上顎咬合圧平面を基準に咬合圧平面を決定して補綴物を作製したことにより、良好な治療結果が得られた症例を紹介します。

　患者は2004年に義歯を作製しましたが、装着すると気持ちが悪くなり使用することなく今日に至りました。

> 患者：59歳　女性
> 初診：2008年10月1日
> 主訴：新義歯の作製

診査・診断

　1|2に前装冠、4|4にFMCが装着されており、2|1にう蝕がみられました。|7が残根、7+6、7～53|35～7欠損。

　上顎前歯部・下顎臼歯部顎堤の吸収が顕著（**図❶**）。

　下顎前歯部の骨植が良好で挺出しており、いわゆるコンビネーションシンドロームをきたしていました。下顎前歯部の強い咬合力が上前方に作用した結果で、上顎義歯の後方からの離脱とそれによる嘔吐感との関連が疑われました。

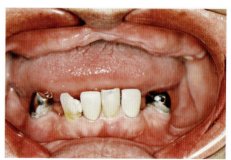

図❶　初診時の口腔内。|7が残根、7+6、7～53|35～7が欠損

診療方針

1. 7+7 総義歯（残根上）
2. ④3②①、①②3④ 前装 CKBr
3. 7～5|5～7 局部床義歯

治療経過

● 2008年

【10月1日】　初診時の口腔内（図❶）。補綴処置の前に 2| と |1 の根管治療を終了。

【10月20日】　スタディモデル採得。H.I.P 平面と平面板を平行にしてリレーターに装着（図❷）。咬合採得を行い、上顎咬合床にランドマークを埋入してセファロ撮影（図❸❹）。

【10月22日】　ハミュラーノッチ高を求め、上顎模型を再マウント（図❺）。

【10月25日】　上顎ロウ堤を上顎咬合圧平面に修正、再度咬合採得を行う（図❻）。

【10月27日】　歯冠修復物作製のため、下顎残存歯の支台歯形成、印象採得を行う（図❾）。

【11月13日】　下顎残存歯に前装冠ブリッジを装着し、義歯の印象採得、咬合採得を行う（図❿）。

【11月29日】　人工歯排列（図⓫～⓭）。

【12月16日】　義歯床の調整、咬合調整を行い装着（図⓰）。

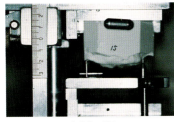 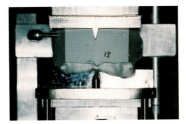 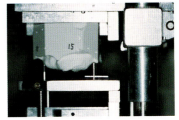

　　　右側面観　　　　　　　　　正面観　　　　　　　　　左側面観

図❷　H.I.P平面でリレーターに装着。上顎模型の切歯乳頭ピンを15mm、左右ハミュラーノッチを15mmのバーチカル・バーにのせ、リレーターにマウント

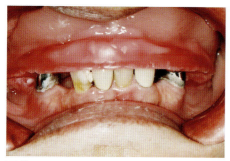

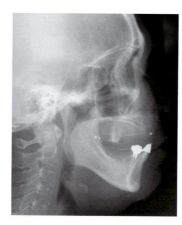

図❸ セファロ撮影のための咬合採得。上顎のロウ堤をH.I.P平面に対して平行に作製し咬合採得を行う

図❹ 左右のハミュラーノッチにランドマークを埋入。咬合床を口腔内に装着し、セファロを撮影する。咬合圧平面とH.I.P平面との相対的傾斜角からハミュラーノッチ高を求める

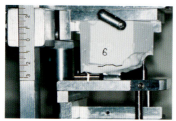 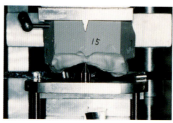 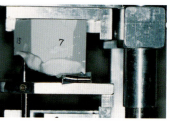

図❺ 個有咬合平面で上顎模型をリレーターに再マウント。上顎模型の底面を支障ないところまでモデルトリーマーを用いて削除する。切歯乳頭ピンを15mm、右ハミュラーノッチ6mm、左ハミュラーノッチ7mmにセットしてリレーターに再マウントする。バーチカルピン、左右のバーチカル・バーの高さを模型に記録している

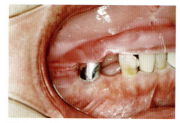 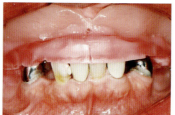 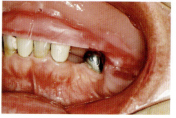

図❻ 上顎のロウ堤を個有咬合平面に修正して、咬合採得を行う。上顎前歯部のロウ堤の長さは、口唇との関係、セファロを参考に決定する

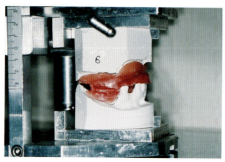

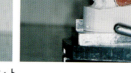

図❼ リレーターに下顎模型を再マウント

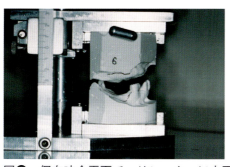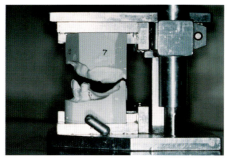

図❽ 個有咬合平面で、リレーターに上下顎模型をマウントした状態。上顎前歯部顎堤が下顎残存歯によって突き上げられ骨吸収を起こしている

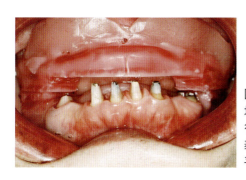

図❾ 残存歯の支台歯形成。上顎のロウ堤を基準にして、残存歯の支台歯形成を行う。残存歯の歯冠修復を行ってから、義歯を作製する。上顎のロウ堤は咬合圧平面に対して平行になっている

セファロからゴニアルアングル、126°が求められました（図❹）。

上顎咬合圧平面とH.I.P平面との相対的傾斜角からハミュラーノッチ高を求めました。切歯乳頭に15mmのバーチカル・ピンを、右のハミュラーノッチに6mm、左のハミュラーノッチに7mmのバーチカル・バーをそれぞれ用いて上顎模型を再マウントしました（図❺）。

上顎のロウ堤を上顎咬合圧平面と平行に設定された個有咬合平面に修正し、再度咬合採得を行いました（図❻）。

切歯乳頭の吸収変化によりH.I.P平面は前方にかけて上方に傾斜しています（図❽）。

個有咬合平面に合わせて歯冠修復物を作製するため、上下咬合床を口腔内に装着し下顎残存歯の支台歯形成、印象採得を行いました（図❾）

下顎残存歯に前装冠ブリッジを装着し、義歯の印象採得、咬合採得を行いました（図❿）。義歯作製用の模型を平面板のついた咬合器に個有咬合平面に合わせてマウントし、人工歯を排列しました（図⓫～⓭）。

前歯部切端に個有咬合平面を設定すると、上顎臼歯部のデンチャースペースがとれないので前歯部と臼歯部の間にステップをつけ個有咬合平面を二段にしました（図⓬）。仮床試適時タッピングさせて、上顎義歯前歯部が突き上げられないことを確認しました。下顎義歯のクラスプを作り、通法に従い上下顎義歯を作製しました（図⓮⓯）。義歯床の調整、咬合調整を行い、口腔内に装着しました（図⓰）。3回の調整で嘔吐感がなく、食事が不自由なくでき、経過良好により治療を終了しました。図⓱は4年後の状態です。

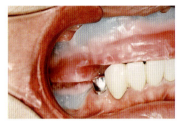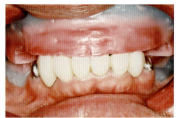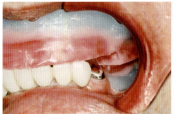

図❿　残存歯の修復。④3②①、①②3④に前装冠ブリッジを装着し、義歯の印象、咬合採得を行う

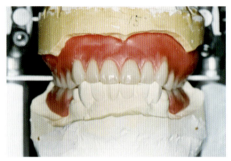

図⓫　義歯の試適。ロウ義歯の正面観

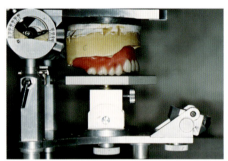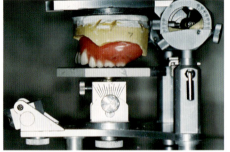

図⓬　上顎ロウ義歯。前歯部切端に咬合圧平面を合わせると、臼歯部のデンチャースペースがとれないので、前歯部と臼歯部の間にステップをつけて臼歯部のデンチャースペースを確保する

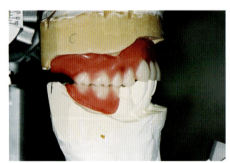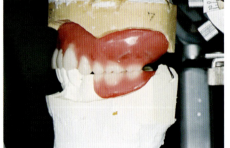

図⓭　上下顎ロウ義歯

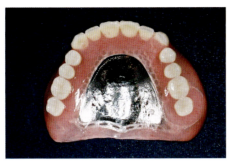
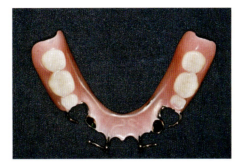

図⓮　上顎完成義歯。咬合面観　　　図⓯　下顎完成義歯。咬合面観

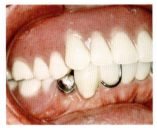
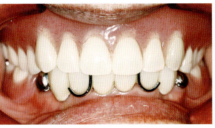
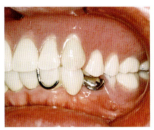

図⓰　完成義歯を口腔内に装着した状態（嵌合位）。タッピングさせても、上顎義歯前歯部の突き上げはみられない

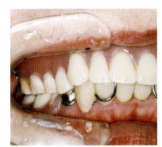
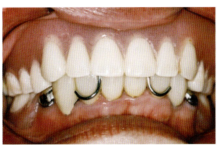
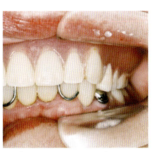

図⓱　4年後、義歯を口腔内に装着した状態。嘔吐感はなく咬合状態も良好。発音も不自由なく行うことができる

考察

　ニシムラメソッドでは、セファロとリレーターを用いることにより個有咬合平面を三次元的に決定でき、再現性があることが示唆されました。有床義歯の安定は上顎骨体に対する人工歯の排列位置に影響を受け、上顎咬合圧平面に平行に排列されたとき安定し、咀嚼機能が改善する一因になると考えられます。また、上顎義歯が安定することにより嘔吐感が消失したと思われます。

【参考文献】
1）西村政仁，鵜殿りえ，畠山隆信，鈴木克政，編：真実の咬合平面を求めて．東京医歯薬出版社，東京，2005．
2）加藤武彦，佐藤隆志，森谷良彦，他編：コンプリートデンチャーの臨床．医歯薬出版，東京，1992：24-29，148-155．
3）伊藤吉美，他編：口腔内科学．永末書店．京都，1985：498-501．
4）中尾勝彦編：無痛デンチャーの臨床．医歯薬出版，東京，2001：56-57．

症例❸

東京都開業 鈴木房子

左下顎臼歯残存、上下顎総義歯の不適合

　上顎は無歯顎、下顎は左側臼歯部のみ残存していて、そのために左右非対称な顎堤形態になっていました。このようなケースでは、総義歯の咬合平面を決める過程で左右差を考慮することにより、義歯の安定が得られます。

　患者は、4、5年前まで左下臼歯にクラスプのついた義歯を使っていて、調子が良かったとのことです。その後クラスプが折れてしまい使えなくなり、治療を受けていた歯科医院が閉院となったため、別の歯科医院で来院前年に左下臼歯を歯冠修復し、上下新しい義歯を2回作ったものの、合わないとのことでした。

患者：81歳　女性
初診：2010年8月17日
主訴：義歯の不適合を訴え、新義歯の作製を希望

診査・診断

　左下臼歯部のみ残存。義歯は左右の咬合平面の設定がよくないために、咬合がしづらいと思われました。上顎顎堤は、義歯の吸着にとくに問題となることはみられませんでしたが、左側下顎臼歯残存のため右側より左側臼歯部顎堤のほうが吸収していました。下顎顎堤は、義歯が不安定だったため、ところどころに潰瘍状の傷がみられました。歯がないところと、残存している部分の顎堤の骨形態にかなり差があるように感じました。

診療方針

　下顎顎堤の左右差をなくすために残存歯抜歯の可能性も検討しましたが、歯を残したいという患者さんの希望もあり、現状のまま義歯を作製していくことにしました。
　総義歯の咬合平面を決める際、下顎オーバーデンチャーの残存歯に対し、どこの高さで設定するかを見極めながら進めていくことが鍵になると思われます。

治療経過

● 2010年

【8月17日】 初診時に義歯装着（図❶）、未装着を撮影（図❷）。パノラマX線撮影（図❸）、上下印象採得。

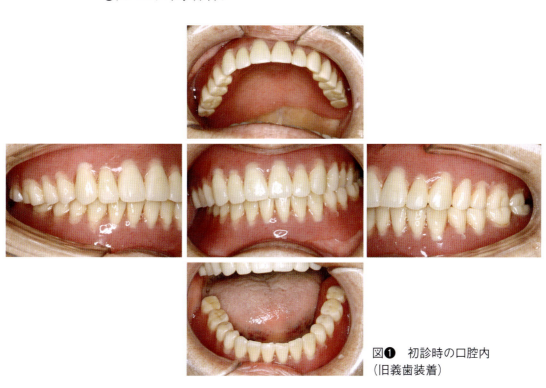

図❶ 初診時の口腔内（旧義歯装着）

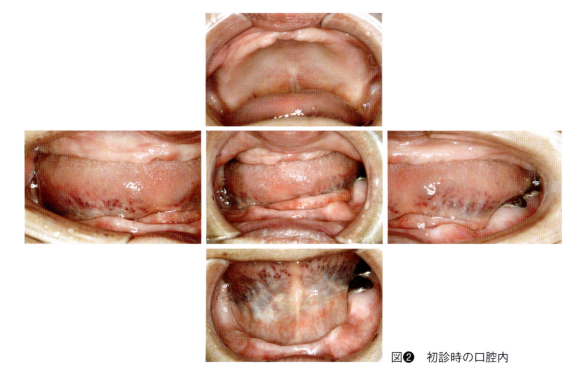

図❷ 初診時の口腔内

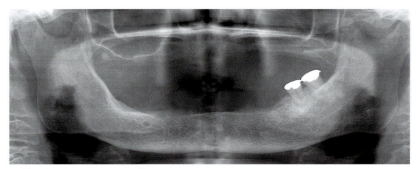

図❸　初診時パノラマX線

【8月20日】　セファロ撮影（図❹）。診断結果は、IP：15、RHN：8.2mm（－6.4°）、LHN：19.0mm（4.8°）、Go：118.2°であった。

【8月24日】　咬合採得

　　　　　　※咬合採得で使用するロウ堤を作製する際、右側は問題ないのですが、左側はロウ堤の高さを（旧義歯のように）下顎の顎堤に合わせてしまうと上顎が低くなってしまうので、リレーターの面に合わせ、上顎を高く、下顎を低くすることが大事なポイントです。

【8月30日】　ロウ義歯試適

【9月6日】　義歯装着。装着当日のため、内面の適合状態のみフィットテスターでチェック

【9月8日】　装着3日目。旧義歯と比べてかなり安定感があるとのことだったので、内面チェック後に咬合調整を少し始める。

【9月14日】　1週間経過。前方安定、側方時の咬合調整（食べ物が噛み切りにくいとのこと）。

【9月24日】　2週間経過。大体何でも食べられるようになったとのこと（玄米を食べている）。様子をみることに（図❺）。

【10月4日】　前回調整から2週間経過

【11月12日】　前回調整から1ヵ月経過。その後、患者さんが体調を崩し、しばらく経過観察できず。

● 2013年

【3月12日】　左下根面キャップ脱離で来院したため、CR充填。下顎残存歯部義歯床に穴があいていたため修理した。

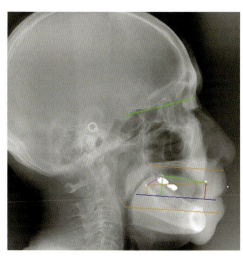
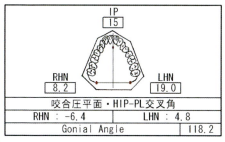

図❹　セファロの画像分析（左）と設計書（上）

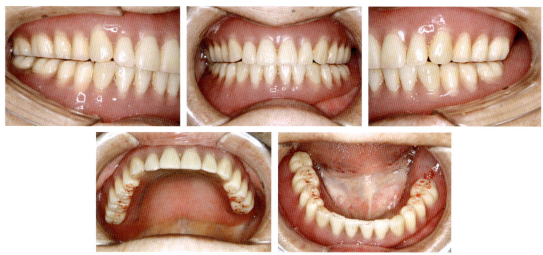

図❺　義歯調整。2010年9月24日

考察

　今回作製した義歯が以前のものと比べ、左側の歯の本数が少ないことが気になると患者さんは言っていました。これは咬合平面の設定上やむを得ません。
　義歯は現在、上下顎とも良好で、何でも食べることができるとのことです。
　この症例では、総義歯の咬合平面を決定する際に下顎左右の顎堤の差を考慮し、左側は臼後三角よりかなり下方に咬合平面を決定しました（そのため、上下とも左側は右側に比べて歯を排列するスペースが少なくなってしまいます）。これにより、咬合時の義歯の動揺がなくなり、義歯の安定が得られたと思われます。

症例 ❹
上顎フラビーガム、下顎義歯破損

東京都開業　鈴木房子

　上下無歯顎で上顎前歯部はフラビーガム、下顎前歯部顎堤が尖っていて、いわゆる突き上げの状態になっていた症例です。総義歯咬合平面の前後的バランスを考慮することにより、義歯の安定を得ることができました。

患者：66歳　男性
初診：2009年12月28日
主訴：下顎義歯が破損したため新義歯作製を希望
　　　上顎義歯は20年前、下顎義歯は25年くらい前に作製したものを使用

診査・診断

　上顎は前歯部顎堤がフラビーガム。下顎は前歯部が残存している部分床義歯を装着していましたが、その後、前歯部が抜けてしまったため旧義歯を修理して使用していました。
　上顎顎堤は前歯部がフラビーガムの状態、下顎顎堤は前歯部骨鋭縁、臼歯部は旧義歯により潰瘍状の傷が左右とも見られました。上下義歯とも市販の義歯安定剤を使用していました。

診療方針

　上顎前歯部、下顎臼歯部の顎堤がかなり吸収しているので、総義歯咬合平面を決める際に前後的バランスに注意しながら作製していく。

治療経過

● 2009 年

【12月28日】 下顎義歯の破折を修理し、ティッシュコンディショニング（12月最後の診療日であったので、年明けから新しく作る）（図❶❷）。

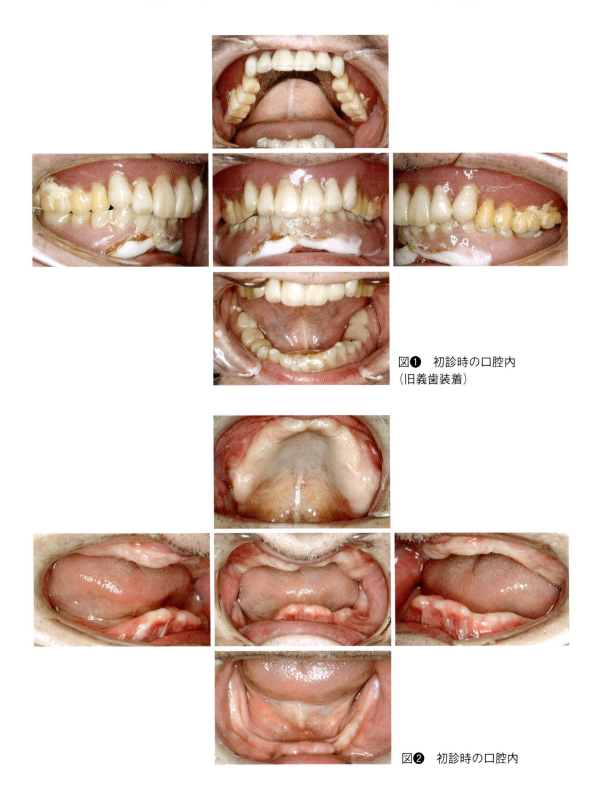

図❶ 初診時の口腔内
（旧義歯装着）

図❷ 初診時の口腔内

● 2010 年

【1月4日】　　上顎本印象、下顎仮印象

【1月5日】　　セファロ撮影（図❸）。診断結果は IP：20、RHN：4.1mm（－17.2°）、LHN：3.2mm（－19.0°）、Go：146.2 であった。

　　※リレーターに模型を装着する際、切歯乳頭と左右ハミュラーノッチの差が前後的にかなり大きいので、上顎の模型を装着するのに細心の注意が必要です。上顎ロウ堤の前歯部は標準よりかなり長いものになるので、はじめは大丈夫か不安になりますが、ロウ義歯を口腔内に試適しても口唇とのバランスなどに問題はなく、上顎前歯部顎堤がかなり吸収しているのを実感します。

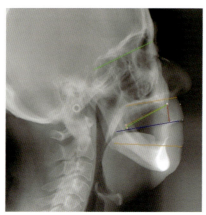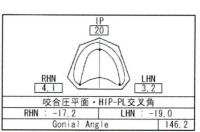

図❸　セファロの画像分析（左）とセファロ計算表（右）

【1月6日】　　咬合採得

【1月14日】　　ロウ義歯試適。ロウ義歯を利用して下顎精密印象

【1月20日】　　義歯装着

【1月23、26、29日】【2月2、5、17日】　義歯調整（図❹）

【3月12日】【6月14日】【12月7日】　経過観察

● 2011 年

【6月14日】【12月19日】　経過観察

● 2012 年

【6月8日】　　上顎リベース

【6月12日】【12月26日】　経過観察

● 2013 年

【7月5日】　　経過観察

● 2014 年

【10月28日】　経過観察

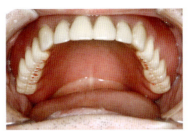
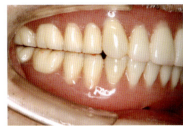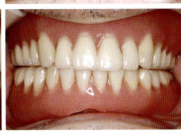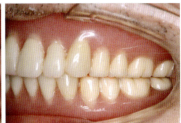
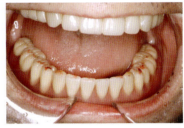

図❹ 義歯調整。
2010年2月17日

考察

　長年不適合な義歯を使用していたので、本来は旧義歯を修正しながら新しい義歯を作製する場合が多いのですが、ニシムラメソッドに基づいて新義歯を作製・調整していくことで、精度の高い義歯をより早く作製することができたといえます。

　しかしながら、患者の主訴は義歯が壊れたために作り直したいとのことでした。それまで、義歯が緩かったり擦れて痛かったりといったことがあっても、患者さん自身はそれほど不満をもっていなかったようです。今回、咬合平面の設定を大きく変えたことで、装着後の調整において、はじめのうちは義歯の形に慣れる時間がかなり必要でしたが、慣れてしまうとほとんど気にならなくなったようでした。

　調整後、半年ごとの検診ではほとんど問題ありませんでしたが、少し緩くなってきたため市販の義歯安定剤を補助的に使っているようでした。しばらく様子を見ながら2012年6月8日にリベースしました。2014年10月28日、フラビーガムは硬くなっているのを確認しました。

　下顎は左右とも顎堤部にときどき傷ができることがあるようですが、基本的には調子よく使っているようで、適合状態も良好です。

症例 5

埼玉県開業　飯嶋倖央

前方狭窄型（上顎前歯部吸収型）で閉口量が少ない上下顎総義歯

　カンペール平面を基準に作製した義歯では、痛くて噛めないと訴えていた患者さんの症例です。2011年に来院したときには、印象採得方法や印象材を変更したり、顎舌骨筋線下より下に下顎の床縁を深くしたり（図❶a）、人工歯をブレードティースに交換したり（図❶b）といったように、6ヵ月間で三度にわたる作製も功を奏することなく、まったく噛めないと言われてしまいました。2013年に再来院し新しい総義歯の作製を希望したため、咬合圧平面法による総義歯作製を提案しました。患者さん個有の咬合圧平面を数値化した咬合圧平面法で、難症例を解決することができました。

> 患者：81歳　男性
> 初診：2011年10月6日
> 再診：2013年5月1日
> 主訴：総義歯が痛くて噛めない。新しい総義歯の作製を希望

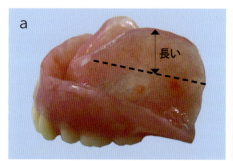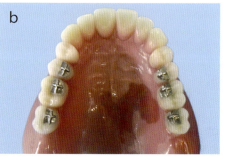

図❶　a：咬合圧平面法を活用する以前に作製した義歯。下顎の維持・安定を確保するため、顎舌骨筋下の床縁をできるだけ下方へ延ばして作製。しかし後縁に当たって痛みが生じ、舌の運動を妨げるのみならず嘔吐反射がみられた
b：噛みやすいようにと、人工歯をブレードティースに交換したところ、義歯はさらに不安定になった

　1年ぶりに来院したMさんは、現病歴、全身所見とも特記事項はありませんでした。しかし毎日、食事の時間になると憂鬱で仕方がなく、噛めずに飲み込むだけになってしまうため、食事がいやになり、ずいぶん痩せてしまったそうです（図❷）。一度の食事

に1時間以上かかり、噛めないことで奥様に八つ当たりするので、食事中は口論が絶えないとのことでした。

おせんべいや落花生などは噛むことができず、食べ物を口の中で溶かして飲み込んでいる状態でした。食べているとき、下顎義歯が口の外へ飛び出してしまうような感じがするとのことで、人前以外では義歯を外しておくようにしていたそうです。

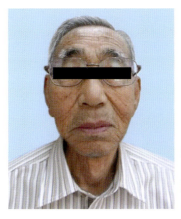

図❷　約1年ぶりに来院されたときのMさん。食事が満足に摂れないため、前回の来院時よりも痩せて元気がなく、表情も暗かった

診査・診断

セファロ分析の結果、IP：15mm、RHN：13.8mm（−1.0°）、LHN：12.1mm（−3.8°）、Go：116.5°の前方狭窄型（上顎前歯部吸収型）と診断しました。この分析結果はさほどの難症例とはいえません。一方、閉口量について5mm未満はやさしいケース、10mm以上は難しいケースですが、Mさんの閉口量を計測すると、閉口時における上下顎堤の幅は20mm以上ありました（図❸）。Mさんの義歯製作はとても困難な状況であることがわかります。

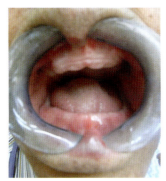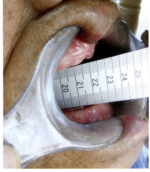

図❸　閉口量を測定。20mmを上回っていることから、難症例であることがわかる

診療方針

義歯作製の難易度は、前方拡大型≧前方狭窄型＞平行型です。

咬合圧平面法では、通常、前方拡大型の下顎の臼歯は臼後三角より低く、前方狭窄型は下顎の臼歯は臼後三角より高く排列される傾向があります。ところが、Mさんはセファロ分析数値どおりに人工歯を排列すると、前方狭窄型であるにもかかわらず下顎臼歯部の排列は低く、上顎臼歯を高く排列することになりました。

治療経過

● 2013年

【5月1日】　初診
　　　　　　開口量を測定。閉口時の上下顎堤の幅は20mm以上（**図❸**）。上下の個人トレーの作製

【5月3日】　個人トレーにてアルギン酸印象し、模型作製（**図❹❺**）。

【5月6日】　咬合採得し、セファロX線撮影（**図❻❼**）。トレースし、分析ソフトにて画像診断（**図❽❾**）。

【5月12日】　人工歯の試適

【5月15日】　新製義歯の完成（**図❸**）。

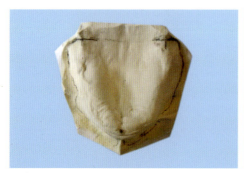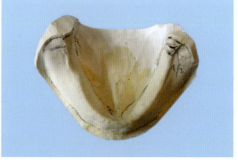

図❹　咬合圧平面法の要であるハミュラーノッチと切歯乳頭の印象をはっきりと採るのがポイント。上顎後縁のハミュラーノッチの印象は既成トレーでは小さく採りにくいので、個人トレーを使用。ハミュラーノッチの印象を採るのに苦労した

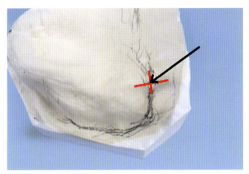

図❺　ハミュラーノッチの基準線を描く。鉛筆を軽く持ち、目をつむっているような感じで3～5回程度軽く転がし、最も強く線が描かれたところを基準線とする

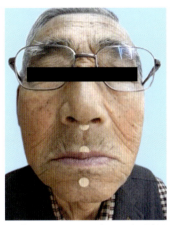

図❻　セファログラム撮影前に鼻下点・口唇境などに磁気を貼り、計測の目安とする。A点を決めるときに極めて重要な作業となるので、所定の位置に正確に貼ること

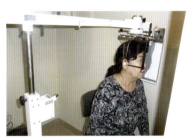

図❼　西村先生考案のMC-1にてセファロ撮影

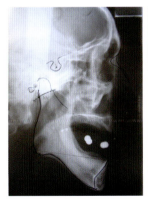
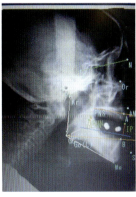

図❽　撮影したセファロフィルムをトレースし、コンピュータソフトにて分析する

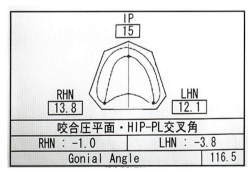

図❾　セファロ分析結果を歯科技工士に渡し、模型を咬合器に正確にマウントしてもらう

症例❺　前方狭窄型（上顎前歯部吸収型）で閉口量が少ない上下顎総義歯　87

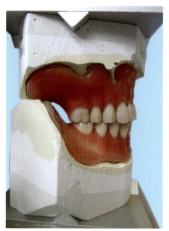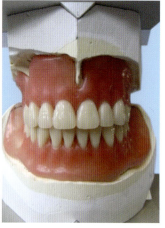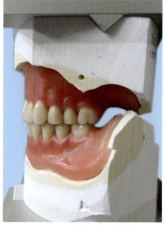

図❿　0°臼歯の硬質レジン歯を上顎咬合圧平面に隙間なく排列したところ。咬合紙が噛み切れるくらいの精度が要求される。咬合圧平面法では上顎形態がフラットなので下顎のスピーの彎曲は無視して問題ない

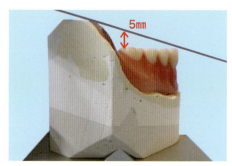

図⓫　臼後三角を基準にするやり方だとどうしても後ろが高くなるが、Mさんの分析数値に基づくと臼歯部の排列が低くなった。咬合圧平面法ならではのことで、この5mmの低さこそが成功の決め手。必ず数値を信用して排列することが大切

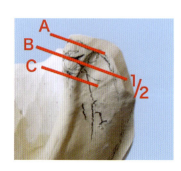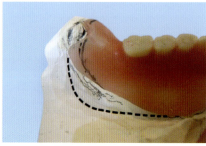

図⓬　義歯の床縁はいつも迷うところ。咬合圧平面法では臼後三角の中心か下縁までがよく、顎舌骨筋下は延ばす必要がない

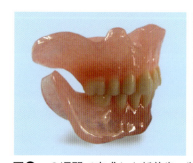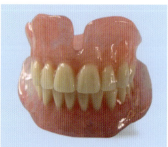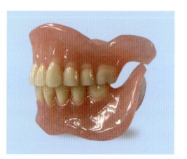

図⓭　2週間で完成した新義歯。装着後、せんべいやおにぎりを食べることができるようになった

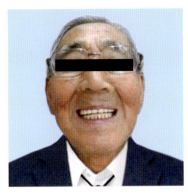

図⓮ 新義歯を装着して噛めるようになり、笑顔で大喜びのMさん

　新しい総義歯は1回も調整することなく何でも噛むことができ、疼痛もありませんでした。

　義歯が非常に安定しており経過良好です。義歯を入れたとたんにこれは噛めると喜んでくれました。これまで、細かく割った軟らかいおせんべいすら満足に食べられなかったのですが、新総義歯装着の当日は何年かぶりに食べた硬いおせんべいも一袋完食し、おにぎりも一個丸ごと食べました。Mさんと奥様も「よかった、よかった」と大泣きして喜んでいただきました。これまで三度にわたって義歯を作製してもうまくいかなかったにもかかわらず、咬合圧平面法にて製作したところ一つの調整もなく1日で完成しました。その後も調子がよいので来院もありません。印象からセットまでわずかに2週間でした。

考察

　セファロ分析のみですと比較的容易と思われましたが、閉口時の前歯部顎間距離が20mmであったため困難さが予想されました。

　しかし、この症例の最大のポイントは、カンペール平面と咬合圧平面の差（非平行性）が大きかったことにあるようです。

　カンペール平面を基準にした場合、Mさんのような症例では噛める総入れ歯を作製することはほぼ不可能と思われます。義歯製作においては、印象も咬合高径も人工歯排列も重要ではありますが、咬合平面を間違えると噛める義歯は作製できないということです。咬合平面は上下歯牙が対咬接触する部位であり、咬合機能の最も重要な"要"といえます。そして私達が歯科大学で教わり、常識と思っているカンペール平面は咬合平面の基準とのことを盲信することが、どれほど危険なことかを教えられました。そして上顎咬合圧平面を利用する咬合圧平面法のすばらしさも、今回の総義歯作製を通じていっそう実証されました。

Chapter 5

症例 ❻

東京都開業　鵜殿りえ

残存歯の挺出が著しく、対合歯間の接触がない部分床義歯

　パーシャルデンチャー作製にあたり、補綴部位の対合歯に挺出が認められることは珍しくありません。しかし、適正な咬合関係を得るために残存歯修正の必要性を感じても、どのように、どの程度行うべきか、視診やスタディモデルだけでは明確にできません。

　実際は、あくまで残存歯には手をつけず、これにあわせて補綴する、または、わずかな咬合調整で対応するのが大勢と思われます。仮にクラウン等の補綴による咬合の再構築を試みても、それが適切な修正かどうか判断できないでしょう。この問題を咬合圧平面に基準を求めることで解決した症例です。

患者：59歳　男性
初診：2000年5月12日
主訴：3̄ の動揺・疼痛。抜歯および新義歯作製を希望

初診時所見

　残存歯 6～2̄、1̄～6̄ 8̄（図❶❷）。義歯　上顎 1̄|1～7、下顎 7̄～4̄（図❹）。
　義歯は3年ほど前に作製したものの、違和感が強く咀嚼時は疼痛があり、ほとんど使用せずにいました（上顎義歯は外出時などやむを得ないときのみ装着）。
　天然歯の咬合が残っている 3 2|3 2 部で咀嚼していたとのことです。
　初診時はすでに 2 1 および 7̄ が欠損しており、3̄ も急性症状が顕著でした。

診査・診断

　残存歯に対合歯間の接触はなく、上顎左側、下顎右側の歯槽骨吸収が著しいことから、咬合採得が難しいことが予想されました。
　主に 3̄、3̄ で咀嚼していたため、3 2̄ の咬耗が顕著でした。

上顎右側臼歯の挺出、6┃のフレアーアウトが認められました（**図❶❷❹**）。

セファロ分析とともに咬合の診査・診断を行ったところ、6 5 4┃に著しい挺出、義歯 ┃4〜7部に咬合圧平面との非平行が認められました（**図❸❺❻**）。

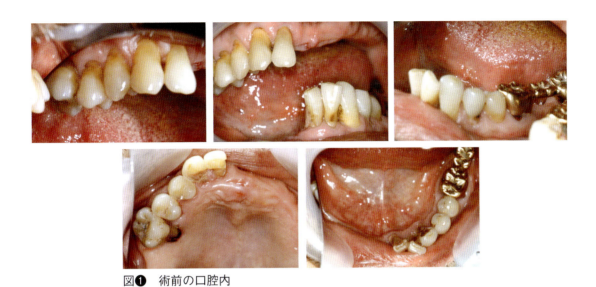

図❶　術前の口腔内

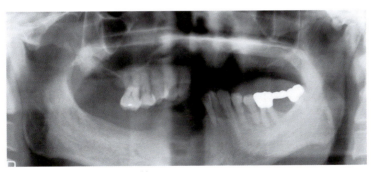

図❷　術前のパノラマX線

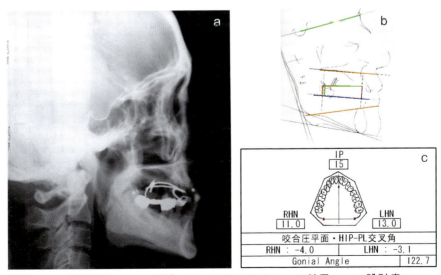

図❸　a：検査用セファロX線、b：セファロトレース結果、c：設計書

症例❻　残存歯の挺出が著しく、対合歯間の接触がない部分床義歯

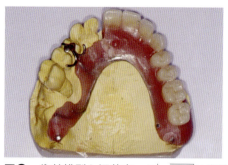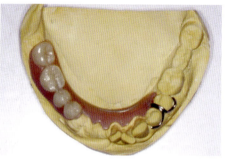

図❹　術前模型と旧義歯。7⏌、⎿21は来院前に自然喪失

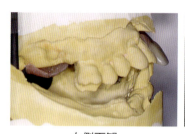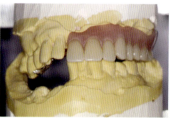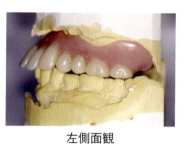

　　右側面観　　　　　　　　　正面観　　　　　　　　　左側面観

図❺　セファロ分析により診断器に装着された咬合圧平面模型と上顎旧義歯

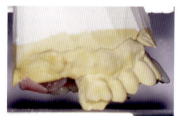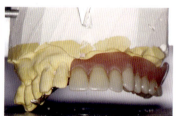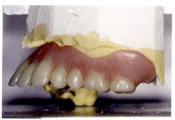

図❻　咬合圧平面模型と旧義歯検査診断。⎿6〜4は著しい挺出。義歯⎿4〜7部は咬合圧平面と非平行

診療方針

上顎：6 5⏌便宜抜髄し、歯冠補綴。咬合調整。7 1⏌1〜7部分床義歯
下顎：⎿⑥⑦⑧ブリッジを除去し、⎿6、⎿8単冠の歯冠補綴。7〜1⏌7部分床義歯

治療経過

● 2000年

【5月12日】　3⏌抜歯

【5月17日】　パノラマX線、スタディモデル、7〜4⏌旧義歯、3〜1⏌増歯修理

【5月17～30日】セファロ撮影、検査、診断（図❸❺❻）、6 5|便宜抜髄、根管充塡
【6月3日～7月11日】6 5|咬合圧平面平行模型と咬合平面板に合わせフルキャスト
　　　　　　　　　クラウン補綴
　　　　　　　　　4|咬合圧平面平行模型と咬合平面板に合わせ咬合調整（図❽）
　　　　　　　　　下顎旧義歯 7～1|咬合面にレジン添加し、上下咬合を回復
　　　　　　　　　上顎旧義歯 1|1～7咬合圧平面平行模型と咬合平面板に合わせ
　　　　　　　　　咬合調整
【7月17日】　|⑥7⑧ブリッジ除去→即時重合レジンでテンポラリーブリッジ
【7月21日～10月27日】上下旧義歯、|⑥7⑧テンポラリーブリッジ、下顎残存歯咬
　　　　　　　　　　合調整し、下顎位修正（7日から14日ごとの来院）
【10月30日～11月25日】上顎金属床義歯7 1|1～7作製・装着
【11月28日～12月5日】|⑥、⑧単冠フルキャストクラウン作製・装着（図❾）
【12月13日～2001年1月23日】　下顎金属床義歯7～1|7作製・装着
【4月18日】リコール

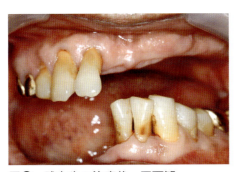

図❼　残存歯の治療後。正面観

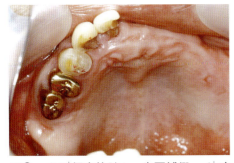

図❽　6 5|便宜抜髄し、歯冠補綴。4|咬合調整

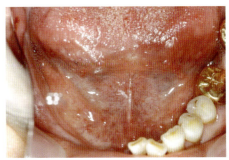

図❾　|⑥7⑧ブリッジ除去し、|⑥、|⑧単冠補綴

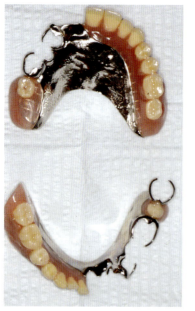
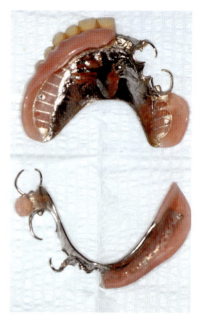

図⓾　新義歯。左：咬合面、右：粘膜面

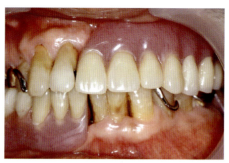

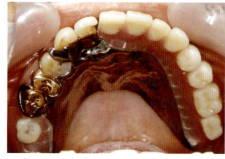
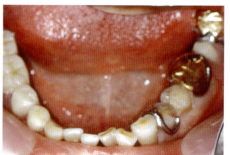

図⓫　新義歯装着。咬合圧平面に平行に設定された咬合面

本症例は以下の点からパーシャルデンチャーとしては難症例といえるでしょう。
① 残存歯間に咬合関係がない　　→　咬合高径の設定が困難
② 残存歯が明らかに挺出している　→　残存歯の咬合調整が必要
③ 左右非対称の欠損　　　　　　→　下顎が偏位している
①、②については、ニシムラメソッドによる計測で理論値を導くことにより対応しました。

③については、習慣的顎位を修正するため、上下顎のテンポラリーデンチャーと`6`、`8`のテンポラリークラウンの咬合面を長期間にわたり調整し対応しました。

　具体的には、上顎右側臼歯部が挺出により高位であるのに対し、上顎左側臼歯部は相対的に低位となっていましたので、まず上顎残存歯の咬合平面を正しく設定し、上顎左側と下顎右側を高位にすることで左側に偏位していた下顎位を徐々に右側に誘導しました。

考察

　本症例は上顎左側と下顎右側が欠損していますが、こういった場合、欠損部歯槽骨の吸収と対合残存歯の挺出傾向があることは容易に想像できます。ですが、それを認識できても、実際の設計はスタディモデルや視診をもとに経験と勘に頼るしかないのが従来でした。

　この状態を黙認したまま、もしくは残存歯の修正をあやふやな状態で義歯を作製してしまうと装着後の調整が困難になりがちです。いくら粘膜面の適合を改善しても痛みや違和感が消えず、床縁や人工歯咬合面を削合することによる調整、言わば「逃げ」の対応に追われることが多くなります。この結果、人工歯咬合面の削合は、補綴部位の低位をまねき、それがさらに対合歯の挺出を誘発するという悪循環に陥ります。上下で互いに接触する残存歯部分があれば、おのずとその部位での咀嚼に頼ることとなり、過重な負担から、残存歯の寿命を縮めます。また、欠損が増えて対合歯間の接触がなくなると咬合高径の低下が進み、欠損部が左右非対称であれば本症例のように顎位がずれていきます。

　このような過程を経て無歯顎となると、歯槽骨の吸収の著しい部位と、最後まで天然歯が残存していた部位の歯槽骨の差が大きくなり、総義歯の設計が一層難しくなるでしょう。

　義歯による欠損補綴は、見える粘膜面（歯槽骨）を基準にするのではなく、見えない顎骨を基準にすることで飛躍的に向上するのですが、このための診断はセファロを活用し顎骨の形態を把握することが必要です。

　一方、可及的に歯髄を保存することは大変重要ですが、抜髄してでも歯冠形態を修正するべきか否か、はっきりとした根拠が得られます。

咬合圧平面法
使用器材

咬合圧平面法リレーター

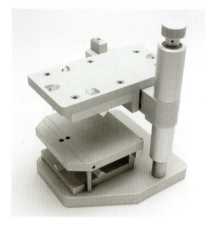
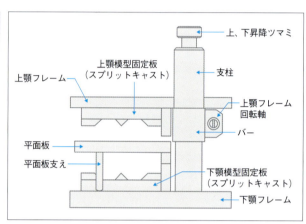

製造販売届出番号　13B2X10022000036

【特徴】

①リレーターは、咬合の診断、診断模型の作製、また技工物作製など、多様性のある超精密器機である。

②リレーターは、顆路傾斜などの計測装置はない。上顎フレームは単一開閉型であり、上下フレームの中間に取り外しが容易な咬合平面板がセットされている。
この咬合平面板は上顎フレームと平行であり、咬合圧平面板として活用される。

③リレーターの右側にある支柱内には、ベアリング付きの回転縦軸ネジが装着され、上部のツマミを回転することにより、上顎フレームがスムーズに上高下降することができる。この機構が最大の特徴である。

【取り扱い注意事項】

●正確な診断をするための清掃

可動部や上下顎フレームに、ワックスや石膏などが付着すると正確な診断模型が作製できないことがある。

特に上顎フレームが浮いてしまう原因になる上顎フレーム裏面と横貫軸面には注意する（図❶矢印）。

●マウントした模型が外れない場合
　上顎、下顎共にフレーム部分を木槌または樹脂槌で軽く叩くと外れる（図❷）。金槌は使用しないこと。
●切歯乳頭ピンホールの位置
　咬合圧平面板に、2ヵ所の切歯乳頭ピンホールがある。基本的には手前側（唇側）を使用するが、模型が小さい場合は、奥側（舌側）のピンホールを使用する（図❸）。上顎フレームと模型につけるスプリットキャストの中心を合わせるため。

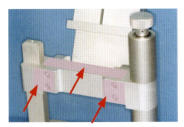
図❶　矢印部分は石膏やワックスで汚さない

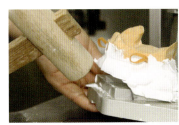
図❷　木槌でフレームを軽く叩く

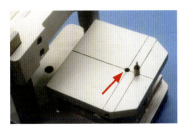
図❸　模型が小さい場合は舌側のピンホールを使う

ゴムバンドストッパー

模型をリレーターにマウントする際に使用するゴムバンドストッパーは、上顎フレームに計4ヵ所、下顎フレームには1ヵ所ある。

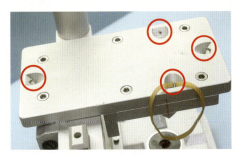
■上顎フレームに4カ所

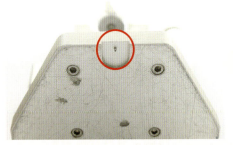
■下顎フレーム底部手前（唇側）に1カ所

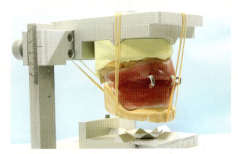
■下顎模型を上顎フレームに固定

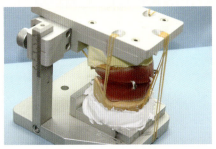
下顎をマウントしたら上下を固定

技工用リレーター（BALANCE）

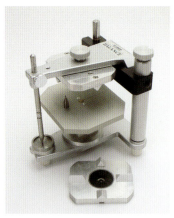
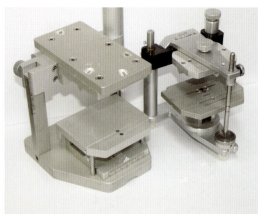

バランス咬合測定咬合器

【特徴】
①人工歯の排列から使用する歯科技工士の作業負担を軽減するための軽量型リレーター（重さは咬合圧平面法リレーターの1/3）。
②咬合圧平面法リレーターで使用するスプリットキャストがそのまま使える。

ポンズアイデアルアーチ

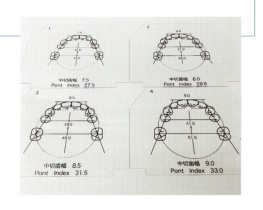

咬合圧平面法で使用している上顎人工歯排列の指標である。中切歯の幅径から歯列全体の調和を算出して作られている。咬合圧平面板におき、切歯乳頭ピンで固定して使用する。

（実用新案登録第3196191号）

新バイトゲージ

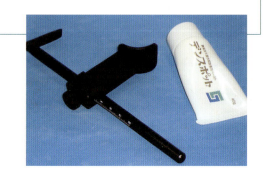

咬合圧平面法で開発した顔面形態上の咬合高径測定器。無歯顎、有歯顎の補綴分野で広く利用されている新しい精度をもつバイトゲージである。（実用新案登録第3146815号）

スペース定規

　この器具は一般にスペース定規と呼ばれている。3種類の形式があり、図のように数値によって形が変わる。数値は1.0mmごとに縦線形に掘られている。他の作業にも使えてたいへん便利な工具である。

① 0.0mmから15.0mm　　② 15.0mmから30.0mm　　③ 30.0mmから45.0mm

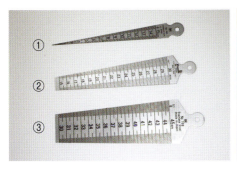
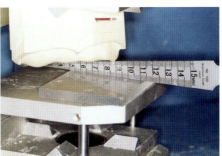

テーブルボール盤

　このフラット円盤はワックス咬合床の水平削合にたいへん便利である（図❹）。他に用途として模型をドリリングしてインプラントのステント作製にもたいへん重宝している。

　純正品には削合円盤（図❺矢印）が付属されていないため別途用意（図❻）する必要がある。

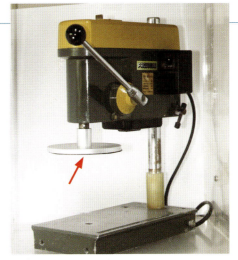

図❺　削合円盤は純正品ではない

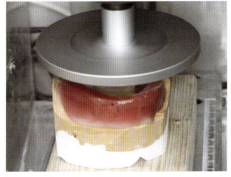

図❹　ワックス咬合床を水平削合するのに有効

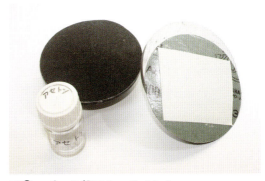

図❻　ボール盤アタッチメント

● 編著者略歴

西村政仁（にしむら まさひと）

1956年　日本歯科大学卒業
1964年　埼玉県浦和市で開業
1993年　日本顎口腔機能研究所を設立
2008年　医療法人 社団聖泉会歯科ニシムラ開設
2010年　日本咬合圧平面研究会に改称

著書
「真実の咬合平面を求めて──西村政仁式　咬合平面新基準計測法による顎偏位の再構築」
（東京医歯薬出版）、他

● 著者略歴

鵜殿りえ（うどの りえ）
日本歯科大学歯学部卒業
1996年　ピエタテールビル歯科医院開業、現在に至る

石澤隆之（いしざわ たかゆき）
日本大学松戸歯学部卒業
1986年　石澤デンタルクリニック開業、現在に至る

鈴木房子（すずき　ふさこ）
東京医科歯科大学歯学部卒業
2007年　メゾン浜田山デンタルクリニック開業、現在に至る

飯嶋倖久（いいじま ゆきひさ）
明海大学歯学部卒業
1995年　飯嶋歯科医院開業、現在に至る

● 編集協力　小林 仁（広知堂）

咬合圧平面法研究会

Webサイト詳細
・咬合圧平面法に関する情報
・使用器材の各種情報
・セミナーの開催時期のご案内
http://www.kougouatsu.com/

ニシムラメソッド──咬合圧平面法を用いた総義歯作製

発行日	2015年11月1日　第1版第1刷
編著者	西村政仁
発行人	湯山幸寿
発行所	株式会社デンタルダイヤモンド社
	〒113-0033 東京都文京区本郷3-2-15 新興ビル
	電話 = 03-6801-5810 ㈹
	http://www.dental-diamond.co.jp/
	振替口座 = 00160-3-10768
印刷所	共立印刷株式会社

Ⓒ Masahito NISHIMURA, 2015
落丁、乱丁本はお取り替えいたします

●本書の複製権・翻訳権・上映権・譲渡権・公衆送信権（送信可能化権を含む）は㈱デンタルダイヤモンド社が保有します。

●JCOPY〈㈳出版者著作権管理機構 委託出版物〉
本書の無断複写は著作権法上での例外を除き禁じられています。複写される場合は、そのつど事前に㈳出版者著作権管理機構（TEL：03-3513-6969、FAX：03-3513-6979、e-mail：info@jcopy.or.jp）の許諾を得てください。